健康促进实践案例
——北京市"一院一品"活动

主　编　徐晓莉
副主编　洪　玮　陈　利　韩　晔　曹若湘

人民卫生出版社

图书在版编目（CIP）数据

健康促进实践案例：北京市"一院一品"活动 / 徐晓莉主编 .—北京：人民卫生出版社，2017

ISBN 978-7-117-25779-4

Ⅰ.①健… Ⅱ.①徐… Ⅲ.①医药卫生组织机构 - 健康教育 - 概况 - 北京 Ⅳ.① R193

中国版本图书馆 CIP 数据核字（2017）第 319490 号

| 人卫智网 | www.ipmph.com | 医学教育、学术、考试、健康，购书智慧智能综合服务平台 |
| 人卫官网 | www.pmph.com | 人卫官方资讯发布平台 |

健康促进实践案例——北京市"一院一品"活动

主　　编：徐晓莉
出版发行：人民卫生出版社（中继线 010-59780011）
地　　址：北京市朝阳区潘家园南里 19 号
邮　　编：100021
E - mail：pmph @ pmph.com
购书热线：010-59787592　010-59787584　010-65264830
印　　刷：北京盛通印刷股份有限公司
经　　销：新华书店
开　　本：710 × 1000　1/16　印张：11
字　　数：192 千字
版　　次：2018 年 1 月第 1 版　2018 年 1 月第 1 版第 1 次印刷
标准书号：ISBN 978-7-117-25779-4/R · 25780
定　　价：75.00 元

打击盗版举报电话：010-59787491　E-mail：WQ @ pmph.com
（凡属印装质量问题请与本社市场营销中心联系退换）

3

人民健康是民族昌盛和国家富强的重要标志。2016年8月，习近平总书记在全国卫生与健康大会上明确指出"没有全民健康，就没有全面小康。要把人民健康放在优先发展的战略地位"。2017年10月，党的十九大报告明确要求"实施健康中国战略。要完善国民健康政策，为人民群众提供全方位全周期健康服务。"

健康促进与教育是卫生与健康事业的重要组成部分，是提高市民健康素养和健康水平、促进社会可持续发展的基础，是创新医疗卫生服务模式，增加有效供给，立足全人群和全生命周期，提供公平可及、系统连续健康服务的首选策略。

2013年，为了建设健康北京，提高首都市民的健康素养，北京市卫生和计划生育委员会、北京市健康促进工作委员会办公室在全市医疗卫生系统开展了北京健康促进示范基地建设（以下简称示范基地）。2014年，在24家示范基地组织开展了"一院一品"健康促进活动。各示范基地结合本院（本单位）特点，选定一项健康促进活动，经过实践与评估，确保活动具有科学性、延续性、广泛性和推广价值，并成功打造健康促进活动品牌，提升了示范基地的影响力，也更好地为首都市民提供了健康服务。

此项活动的开展得到业内专家的一致好评。2015年活动在全市医疗机构广泛推广，得到各级医疗机构的积极响应，2016年初，有73个案例申报 "一院一品"健康促进优秀实践。经北京大学医学部等专家书面及现场专业评审，评选出30个优秀案例，编辑成此书。

案例来自不同级别的医疗卫生机构，从健康促进活动背景、活动开展、活动成效等方面介绍了不同特点的健康促进实践。如北京协和医院的"协和粉红花园"，积极向公众宣传普及了乳腺癌的早期诊断知识，医生患者亲如一家温暖感人，体现出医务工作者的人文情怀；中国科学院肿瘤医院连续数年举办"北京希望马拉松"活动，辐射全国，群众参与广泛，借此大力普及防癌和健康知识，筹集善款帮助家庭困难的癌症患者；北京同仁医院建设健康科普展厅，积极探索互动体验型健康教育模式；北京安贞医院建设规范化戒烟门诊，实现多个职能部门协同合作；北京回龙观医院利用"北京市心理援助热线"对具有高危心理问题甚至企图选择极端行为的人群，科学地给予心理疏导，避免了许多公共心理卫生事件发生；北京市鼓楼中医医院的"京城名医馆"将中医养生文化融入到诊疗之中，让患者在就医过程中体会中医文化，学到中医保健知识。

本书收录的案例是北京市各级医疗卫生机构开展健康促进与教育活动的缩影。透过这些案例我们可以看到医院健康促进工作的蓬勃发展和取得的成效，了解到各医院将健康促进与教育理念全面融入到医疗卫生工作各个环节，在承担繁重的医疗、科研任务的同时，利用多种形式开展健康教育、健康管理、健康科普工作。他们将防病关口前移，把更多的精力投入到疾病预防控制中，担负起社会的责任。从案例中还可以看到医院健康促进工作的创新与变化，从早期侧重健康知识传播转变为侧重行为干预，从单一科室（如健康教育科、院感科或宣传科）承担转变为全员参与健康教育工作。健康传播方式也在与时俱进，积极利用微信、微博等新媒体平台传播健康知识和技能，创新了健康科普传播模式。希望这些案例对指导各级医疗卫生机构开展健康促进与教育活动有所借鉴和启发，也对进一步落实《"健康中国2030"规划纲要》，推进"健康中国"和"健康北京"建设，为提高人民群众健康素养发挥积极的作用。

书稿编写工作得到北京市卫计委领导的高度重视，得到各相关医疗卫生机构的积极配合，得到诸多专家的悉心指导，特别是30家医院健康教育专业人员的大力支持。借此机会，谨向付出艰辛劳动的全体编写人员致以崇高的敬意，向为此书提供资料的同仁表示衷心的感谢！

编　者

2017年10月

1

协和粉红花园，呵护乳腺健康

北京协和医院

2009年10月29日，协和粉红花园成立。这是一个由北京协和医院乳腺外科的医生、护士、患者三方志愿者共同组成的公益组织。服务对象是乳腺癌患者和社会大众，提供包括探访、咨询、心理帮助、健康宣教等服务，协助患者完成规范治疗并最终完成生理及社会心理康复。协和粉红花园积极向公众宣传普及乳腺癌早期诊断知识，推进乳腺癌筛查和诊断标准的统一化进程。

一、协和粉红花园的工作内容

（一）定期开展规范化服务

1. 门诊咨询服务。每周进行1次门诊咨询，针对患者术后康复中遇到的问题给予解答。平均每季度完成1～2次新病友座谈会和志愿者培训。

2. 病房探访服务。志愿者每周两次前往病房探访术后和化疗患者，指导患者进行康复锻炼，避免淋巴水肿，并发放《营养宝典》为病友提供专业的康复指导。

3. 专题健康讲座。组织专家对患者关注的问题进行详细讲解。其中，北京协和医院物理康复科刘颖副教授、妇科内分泌陈蓉教授、营养科于康教授、妇产科谭先杰教授、整形外科乳房重建的张海林教授和肠内外营养科陈伟教授先后多次到场给予爱心支持。

4. 健康科普材料。为患者精心制作了《饮食指南》和《药物使用手册》等相关内容科普读物，方便患者随时查阅。

（二）针对患者特点，开展人文化的服务和引导

1. 丁香结下午茶。协和粉红花园将术后开始化疗的患者比喻为"淡淡的丁香结"，活动邀请医护人员、患者姐妹和化疗患者共享下午茶，分享心路历程，疏解患者心中的恐惧与担心。

2. 迎春花加油站。协和粉红花园将出院的新病友比喻为"充满生机的迎春花"，面对新的生活，他们会有各种困惑和苦恼，活动鼓励患者更好地走向新生活。

3. 静听花开心灵工坊。2014年，协和粉红花园志愿者石纳老师（北京协和医院乳腺外科护士）在获得国家二级心理咨询师资格后，开设了免费咨询门诊，引导患者正确看待疾病，理性面对死亡，为众多患者提供了心理支持。

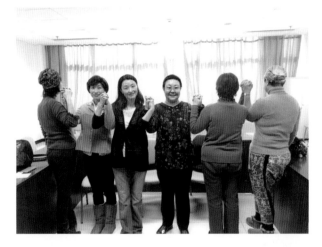

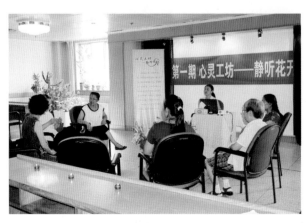

心灵工坊活动现场

4. 亲密爱人答谢会。答谢会鼓励患者感谢爱人的照顾和支持，重视与爱人的关系，营造和谐的家庭氛围。

5. 青葱玫瑰园。针对35岁以下乳癌患者，特别设计了"青葱玫瑰园"系列活动，组织邀请成功返回职场和孕育新生命的患者姐妹分享经验，增加了年轻患者解决生活中诸多问题的信心。

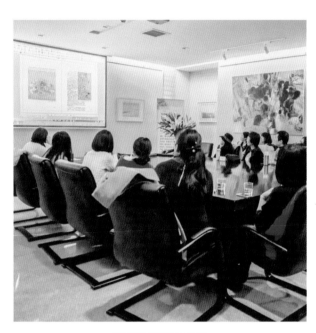
青葱玫瑰活动现场

6. 春节大拜年探访。每逢春节前夕，协和粉红花园组织志愿者亲手制作精美吉祥物为病房患者和医护人员送去平安和祝福。

此外，协和粉红花园还不定期组织"粉红K歌""粉红之旅""粉红Party""相见欢联欢会""花样年华时装秀""摄影培训及采风合唱团、舞蹈团"等活动，形式丰富多样，展现了癌症患者坚强自信的形象。

（三）公益活动和科普宣教

1. 利用协和乳腺癌高危筛查模型（PUMCH模型），对公众进行免费乳腺检查。协和粉红花园积极向公众宣传乳腺癌早期诊断知识，并借助乳腺外科"十一五"国家重点课题成果PUMCH模型深入多家单位进行科普传教和专业筛查，增强了公众关注乳腺健康的意识，为高危人群制定了专业的随诊计划。

2. 录制电视宣传节目。协和乳腺外科医护人员积极参加多家电视、报刊媒体科普节目的采访和录制，广泛传播乳腺疾病科普知识。

3. 开通微信科普平台。2016年3月，协和粉红花园开通了官方微信平台，并创建了患友微信群。在平台推送医护专家撰写的乳腺疾病科普文章，经过专业培训的志愿者每天在微信群中为患友答疑解惑，新媒体的运用极大地方便了患者。目前，平台关注人数超过10 000人，患友群人数达700余人。

4. 参加公益活动，呼吁社会关爱乳癌患者。协和乳腺外科医生、护士原创编制了"粉红音乐宝典"，医护患三方志愿者共同录制了宝典中的歌曲及诗歌。其中主题曲《生命的礼物》由志愿者尹青（乳癌患者）作词，"亚洲音乐教父"鲍比达作曲，歌唱家郭蓉和10名志愿者共同录制。歌曲在多个社会公益活动中广为传唱。志愿者还与明星合拍宣传海报，向社会传递坚强乐观的正能量。

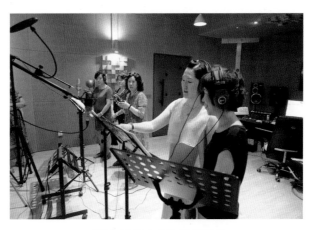

"粉红音乐宝典"录制现场

（四）积极开展交流与合作

2010年，协和粉红花园与"台中开怀协会"结为姊妹组织，携手为两岸女性乳腺健康贡献力量。

2011年，"粉红中国"启动会、我国台湾"第一届乳癌病友组织研讨会"与美国最大的非营利抗乳癌组织及其他抗乳癌团体互相学习，帮助更多的患者提高生命质量。

2012年，第四届全球华人乳癌病友组织联盟大会召开，会议宣布由协和"粉红花园爱花使者"关竞红医生接任联盟主席，并由协和粉红花园主办2014年第五届联盟大会。

2013年，肯尼亚第一夫人来访，深受启发，表示回国后将大力支持女性健康事业，提高女性对乳腺健康的认知。

2014年8月，协和粉红花园主办了第五届全球华人乳癌病友组织联盟大会。来自世界各国50余家组织的300多名医护患代表参加了大会，协和乳腺外科的医生在大会上展示了适合中国女性的筛查模式，分享了志愿服务经验，此次联盟大会将协和粉红花园推向了世界舞台。

2015年3月，在哈佛大学公共卫生女性健康防治论坛上，协和粉红花园向世界同行分享了经验，探讨了女性健康防治前沿知识。

2016年5月，协和粉红花园前往香港乳癌基金会学习淋巴水肿按摩操，开设服务乳癌患者的"淋巴水肿学习班"。

2015—2016年，协和粉红花园四次参加"粉红中国"，与各病友组织交流病房探访工作，同时学习了基金招募相关知识，并于2016年9月与新阳光公募基金会及腾讯公益合作筹办年轻乳癌患者"青葱玫瑰"公益活动。

二、协和粉红花园的实践成效

（一）会员基础显著增加

7年来，协和粉红花园共有（在册）志愿者70余名，参加座谈会及志愿者培训的志愿者数量达300余人次；每年约完成门诊咨询3500余人次，探访病房患者近1000余人次，帮助了大量患者重树早日康复的信心和快乐生活的信念；并义务为9000名公众完成乳癌筛查，提高了乳腺癌的早期诊断率。

（二）宣传成果及与其他部门的合作

协和粉红花园开展形式多样的健康教育宣传活动，很多患者观看了公益晚会及健康宣教节目后前来就诊并在早期发现了乳腺癌，得到了及时的救治。

2011年"乳腺癌协和粉红花园专项基金"入选北京市民政局购买社会组织服务项目。

协和粉红花园积极开展对外交流，致力于协助国内更多医院建立抗乳癌组织，保证乳腺癌的治疗效果，降低患者的死亡率，减少了国家医疗支出。

　　协和粉红花园协助协和乳腺外科完成了"十一五"国家重点课题"协和乳腺癌高危筛查模型（PUMCH模型）"。这是针对中国人民疾病病谱设计出来的筛查模型，它对中国乃至世界乳腺疾病的预防和诊治都做出了重要的贡献。

（石纳　叶盛楠）

2

北京希望马拉松——为癌症防治募捐

中国医学科学院肿瘤医院

一、希望马拉松的背景

（一）起源

"希望马拉松"缘起于加拿大的泰瑞福克斯。1980年，18岁时他患骨癌右腿被截肢后，决定穿戴假肢横穿加拿大，以此为癌症研究募集善款，然而他还没完成梦想就病逝了。他的义举感动了加拿大人民，700多个城市共同举办了首次"希望马拉松"义跑活动。

（二）"希望"进北京

1999年"希望马拉松"来到北京。历经17年，累计约29万群众参与并获益，募集善款千万余元，这股无可比拟的力量翻开了中国肿瘤防治公益事业的新篇章。

（三）活动意义

根据《2012肿瘤登记年报》的公布，2012年全国新发恶性肿瘤病例约358.6万例，死亡病例218.7万例。在肿瘤发病率和死亡率如此严峻的形势下，需要广泛开展科学、权威的大众肿瘤预防知识科普教育。"北京希望马拉松——为癌症患者及癌症防治研究募捐义跑活动"正是致力于普及科学防癌知识、推动癌症防治研究、资助贫困癌症患者，它的发展壮大对中国肿瘤防治事业具有积极推动作用。这股充满爱与信念的力量为促进全民健康、助力癌症防治、实现健康中国梦注入了新的活力。

二、北京希望马拉松活动情况

（一）活动筹备

"北京希望马拉松"活动由中国医学科学院肿瘤医院、中国癌症基金会主办，由加拿大驻华大使馆、国家体育总局人力资源开发中心、朝阳区卫生计生委协办。每年3月份开始进行筹备和大型活动报批，8月份召开新闻发布会，8～10月份开展科普宣传、图文征集、报名捐款、志愿者招募等一系列活动，现场活动于9月或10月举行。

（二）活动宣传

包括电视、报纸、网络、广播以及新媒体等都在活动前期的新闻发布会预热，并在当日现场采访和报道上给予大力支持。每年约有50余家媒体参与报道，发表原创新闻作品70余篇，12320（北京市公共卫生热线）接收短信10万余条。以活动为依托，进行防癌科普宣传。活动现场由防癌体检中心的专家们，将关于健康、防癌的最新资讯和权威健康知识，用通俗易懂的形式传递给参与群众；场外联合各电视台、电台、健康网站制作系列主题科普节目，从而消除人们对于癌症知识的误区。同时，活动官方网站进行防癌知识问答。第十六届"北京希望马拉松"联合《北京晚报》举行"真情与感动——我的生命故事"征文活动，共收到来稿72篇，获奖作品陆续在《北京晚报》和《抗癌之窗》杂志上刊登。

（三）社会各界的支持

1. 各界领导和社会名人的支持

每年活动时，加拿大驻华大使和国家卫生计生委、中国癌症基金会、朝阳区卫生计生委、中国医科院肿瘤医院的领导都亲临现场支持活动。国家卫生计生委崔丽副主任曾表扬这项活动"是深入开展'服务百姓健康行动'的重要体现，是切实为民服务办实事"。医科院肿瘤医院充分发挥了身为医学领域"国家队"的龙头作用，为构建人民满意的医疗卫生服务体系和推动卫生计生事业的科学发展做出了重要的贡献。同时，每年活动都邀请社会上有影响力的名人担任形象大使，用他们的影响力传递更多公益正能量，让更多人关注和支持中国癌症防治研究事业。

2. 奥运冠军领跑

奥运会主火炬手李宁、奥运会射击冠军王义夫、跳水冠军高敏、举重冠

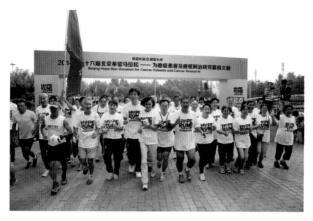

奥运冠军现场领跑

军张国政、残奥会轮椅竞速冠军张立新等数十位体育界名人，每年都会到现场领跑。这些引领了中国体坛一个时代的明星人物，以健康阳光的形象感染着现场参加义跑的朋友，以饱满的热情和更加坚实的脚步奔向前方。奥运健儿们用自己的激情延续了癌症患者的梦想，用爱守护癌症患者的希望。

（四）健康科普宣传

1. 健康主题公园

以2014年举办的"科普探秘集爱心，健康互动玩游戏"为例，每位参与者都有一张科普探秘图，大家通过科普探秘、健康大讲堂、健康测试、游戏互动等喜闻乐见的形式，学到了更多的科普知识。

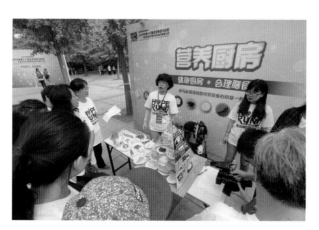

健康主题公园营养膳食讲解

健康主题公园内大家争相做着各种游戏和测试，如反应测试、闭眼单足站立测试、身体成分检测等，能测试大家的身体基本功能，引导健康的生活方式。健康对对碰、快乐飞镖、营养厨房、眼力小挑战等游戏，帮助大家正确认识如何合理膳食、消除癌症十大病因和戒烟限酒。一场场精彩的健康小讲座也吸引很多人驻足，专家耐心解答听众们提出的问题，并给予正确的建议和指导。

2. 科普宣传展示

活动每年都设有科普宣传展区，北京市健康促进工作委员会、北京市公共卫生热线、中国控烟协会和十余家媒体及公益组织参与其中。现场设有防癌知识系列、控烟系列、两癌筛查系列、术后护理系列等科普知识展板；发放科普宣传材料《癌友关怀指南》19个病种系列手册、《抗癌之窗》杂志等。活动以健康快乐为主题，搭建了一个科普知识宣传平台，以此让百姓能正确认识癌症，科学防治癌症。

三、取得成效

（一）引导全民参与健身

1. "北京希望马拉松"

"北京希望马拉松"以慢跑、步行的形式开展，非竞技性，不计名次。曾在北京工人体育场、天安门广场、清华大学、朝阳公园等地举行。现场义跑的队伍中有大中院校学生、企事业单位代表、国际友人、医务工作者、癌症康复者、长跑爱好者和热心市民等社会各界爱心人士，已成为品牌爱心活动项目。

2. 公益健身互动

为了倡导"快乐健身、科学健身、强身健体"的理念，鼓励更多人培养健康的生活方式，每年的"北京希望马拉松"都会邀请社会团体进行公益健身表演。癌症康复者、医务人员、社会企业、健身教练等人士现场表演双环操、哑铃健身操、红旗健身操、太极、街舞等，和群众一起舞动起来，传递了全民参与、快乐健身的理念。

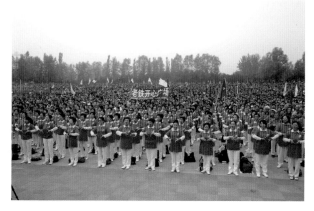

活动现场参与群众

（二）善款惠及民生

通过义跑为癌症患者及癌症防治研究募捐是活动的一大特点，十几年来善款累积超千万，全部用于中国癌症防治研究事业和贫困患者的救助。通过严格的项目评审、规范的监督执行，迄今共计资助700余项科研课题，涉及肿瘤的预防、筛查、诊断、治疗等多个领域。2010年"北京希望马拉松"建立了"癌症早诊早治患者救治专项基金"，主要资助早期筛查出的贫困癌症患者，让这些癌症患者能够及时治疗，尽早康复，重新燃起希望。同时，还为太行抗癌工程、大庆市肿瘤防控体系建设、城市及农村早诊早治项目等重大肿瘤防治研究项目提供资金。

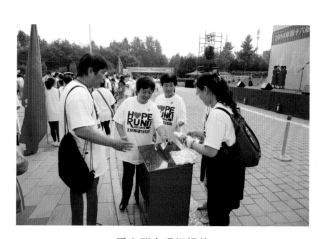

爱心群众现场捐款

（三）志愿服务奉献

来自医科院肿瘤医院以及大专院校、社会团体的近百名志愿者，每年都会在活动现场的科普游戏区、健康测试区、健康加油站、救护服务区、祝福留言区等区域忙碌地服务。志愿者们面带微笑耐心地为广大参与者提供癌症防治知识宣传、饮水、祝福留言、摄影摄像等全方位的服务和帮助，现场气氛极为热烈。志愿服务的火爆彰显出和谐社会的人文关怀精神以及人们互助互爱、共同为癌症防治事业奉献爱心的高尚道德素养。

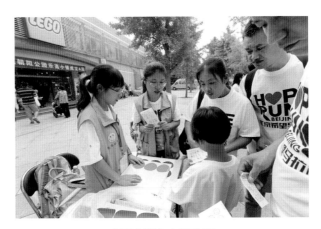

志愿者服务主题公园

（高菲　关乐）

3

西苑仲景　健康同行

中国中医科学院西苑医院

中国中医科学院西苑医院是我国最早的一所国家级中医医院，位于北京市海淀区，周边有北大、清华、中央党校、中关村高科技园区等科研院所。在国家卫计委及北京市提出"健康中国行、健康北京人"的活动中，医院广泛开展健康科普宣传和健康促进活动，2014年荣获北京市健康促进示范基地称号，2015年荣获北京市科委颁发的健康教育基地称号。

2014年下半年始，医院将健康教育大讲堂作为接地气的"一院一品"健康促进实践活动，定位为放眼全球、面向全国、服务北京、立足海淀，传播中医药文化、健康及养生知识，体现出院训："大医博学，厚德济民"精神。让平时挂不上专家号的患者和关心养生健康的群众，能得到专家面对面的贴心授课指导。

为了实现目标，讲座地点放在门诊大厅，以医院门诊大厅张仲景雕塑为背景，取名"西苑仲景　健康同行"，寓意：弘扬中医，医生与患者并肩同行。健康大讲堂采取开放式，使得所有愿意听课的人群可以随时听

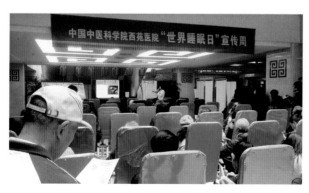

门诊开放式健康教育大讲堂

讲。宽松自然的讲座与听课氛围，不仅保证了一定的受众人数，还发挥了讲座专家的主观能动性，体现了专家的讲座水平、个人魅力，让听众患者能够接触中医、了解中医，掌握防病知识。

一、西苑仲景 健康大课堂开展情况

（一）建立奖励机制

建立健康大讲堂管理制度，明确科室分工，讲座按年度计划执行，年底医院对优秀科室及个人给予奖励。2016年正式将健康大讲堂项目作为科室及个人考核的加分项项目。

（二）建立讲师队伍

为了打造"西苑仲景 健康同行"健康大讲堂的品牌，开办之初，全国著名专家、学科领军专家、科主任带头授课，内容实用、授课生动，很快打造出大讲堂的品牌效益。开放式健康大讲堂具有一定的传播力，直接增加了科室、个人的多面效益，很快形成了全院专家主动参与科普讲座的氛围。之后在不断推进"西苑仲景 健康同行"健康大讲堂的同时，逐步打造出老中青相结合，融合临床、中药、护理技能、急诊就医、传染病、院内制剂等多学科的讲师队伍。

2014年下半年大讲堂开讲以来，有27个专业的36位专家参加授课；2015年有40个专业处室的164位专家加入；2016年有44个专业处室的213位专家参与讲座或义诊活动。

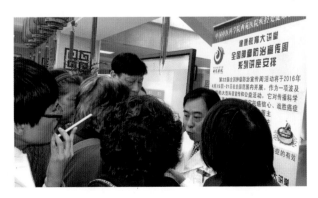

系列讲座

（三）推出系列讲座

每年10月开始，各临床、处室上报第二年的健康大讲堂题目，基本每个科室主治医师以上的医生都有题目，以此形成学科系列讲座。

同时，发挥重量级专家及学术研究的优势，邀请名老中医，院长带头，站在临床医学的前沿，传播最新临床医学的知识、最积极的医学理念。

讲座内容以各类卫生宣传日为主线，有意识地推出多临床科室参与的系列讲座和主题讲座，如肿瘤防治系列、风湿病系列、脑病科系列、耳鼻喉科系列、儿科系列、血液科系列、急诊科系列、走进重症系列等常见临床医学系列。还发展特殊专业科室的特色讲座，让中医文化的讲座更加深入，如药师健康系列、护理技能宣传指导系列、膏方主题、中医非药物治疗系列等学科系列健康讲座。

医院提倡专家结合临床经验讲授健康知识，讲授医学与疾病最新的医学观点，增加与患者沟通。

目前每周2~4次，有时甚至每天都有讲座。大厅闭路电视不断更新播放讲座课件、微博实时发布讲座信息，特殊讲座还邀请各大主流媒体进行宣传报道。

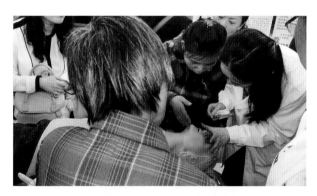

急诊科医生现场指导心肺复苏术

（四）互动提高效果

讲座内容至少提前一周进行海报宣传，科室提前准备发放的健康科普材料及使用道具等。比如：急诊科的讲座要求每次除了临床相关知识的讲座，心肺复苏术每次必讲，心肺复苏术的现场示范及指导听众体验操作，成为急诊科讲座的风景线，听众不仅了解到急救的时效性，同时还能理解医生抢救的辛苦；护理技能艾灸的讲座，让听众了解了艾灸的注意事项，指导听众自己找穴位；六字诀、气功讲座，全方位体现了中医的理论与临床意义。听众深切感受到温暖与贴近的同时，增加了医生与患者的一个新的交流形式。在各类医学防治宣传日讲座时，会有科室同时开展大型义诊活动，义诊活动的一些项目，也提升了讲座的参与度与直接受众人群。

（五）加强政策宣传

接到上级部门下达的宣传指导文件，及时安排在大讲堂的内容里，让民众了解国家卫生政策，比如禁毒与艾滋病、结核病的防治，食品安全等宣传。在讲座前的介绍时，我们会介绍相关的信息，体现国家要求宣传的必要性与重要性，体现国家对民众的关心。发放材料时，领取的人往往都比预想的要多，许多老年人积极地领取，说要给家人看，让家人也多多了解这方面的知识。

（六）紧跟新闻热点

大讲堂在保持高质量、有特色、系统性、专业性、前沿性以外，注重紧跟新闻热点传播医学科普知识。北京的雾霾天来临，我们增加呼吸科的特别讲座；寨卡病毒新闻时，及时传播正确的预防知识；天津港发生特大火灾爆炸后，在讲座前会介绍烧伤的自我救治。

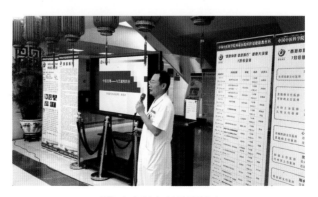

感染疾病科主任禁毒讲座

二、取得的成效

"西苑仲景　健康同行"健康大讲堂具有中医特色，内容丰富，通俗易懂，互动性强，既有知识与政策的普及、宣传，又有实际操作技能的学习，更有中医文化的弘扬。2014年7月正式开办健康大讲堂，2014年下半年讲座32场，直接受众4172人；2015年全年讲座132场，直接受众13 079人；2016年讲座164次，直接受众16 035人。有听众在微博中说：我特想听，如果每个医院都和你们一样，每天都有讲座多好！有听众说：你们的讲座比电视台的讲座好，接地气、有深度！

"西苑仲景　健康同行"健康教育大讲堂，已成为西苑医院文化建设的品牌，大讲堂的开展扩大了专家及年轻医生的知名度，给门诊医疗带来效益，同时为医院增加了美誉度。大讲堂也成为医生立足于医院，为社会、为百姓义务服务的平台，践行了"弘扬中医，服务社会"的医院宗旨。

（李继珍　程伟）

4

依托医疗共同体平台，推进分级诊疗

北京大学人民医院

北京大学人民医院长期以来积极探索以本院为中心，整合区域内各级医疗卫生服务机构为辅的"医疗卫生服务共同体"（以下简称"共同体"），向社会输出健康理念。通过不同级别、不同种类的医疗卫生相关组织机构、医务人员的协调整合，构建跨区域的医疗服务体系，促进形成分级诊疗健康服务链，进行以"预防为主"的健康管理并提供优质的医疗服务，为患者提供无缝隙、综合的健康促进服务。

一、"共同体"工作内容

（一）建立跨区域、多形式的服务体系，以全方位的健康管理促进分级诊疗

1. 慢性病的全面管理，促进患者在社区享受健康服务

针对严重威胁广大人民群众健康的慢性病，如高血压、冠心病、糖尿病等，"共同体"组织14类疾病专家与全科医生组成以慢性病为中心的疾病管理团队，制定规范的诊疗流程、统一的慢性病管理方案及康复计划。同时，还通过北京大学人民医院官方微博、官方微信、"健康大喇叭"微信平台传播常见疾病防治、健康生活方式等。促进广大慢性病患者在社区就可以得到全面、系统、规范的治疗和康复服务，学习到专业的健康管理知识。

2. 以健康档案为基础开展不同人群的健康管理

北京大学人民医院定期通过"共同体"关注群体健康，目前已为14 413

人建立了健康档案，并认真开展健康预警、人群健康统计、健康教育等调研工作，掌握人群相关健康问题及主要影响因素。通过分析不同人群存在的问题，安排专题健康讲座咨询，如针对交警开展健康调查，并进行深入统计分析和后续管理；针对医疗机构的医务人员，以北京儿童医院为例，开展了职工健康查体，并建立详细的职工个人健康档案，让一辈子都在给孩子们看病的医务工作者，真正关注到自己的健康。

3. 量身定做健康教育课程，社区提供健康咨询

北京大学人民医院利用知名专家资源，开展多系列、多学科联合专题讲座咨询服务，深入社区、企事业单位及幼儿园开展健康促进工作。健康教育课程内容包括生活方式改变、合理饮食搭配、合理用药和常见病、慢性病的防治等。

各科室还承担了社区卫生服务站的疾病咨询工作，定期选派临床经验丰富的医师为老百姓提供咨询、免费疾病筛查检测等服务，并发放健康宣传资料。北京大学人民医院的专家也会不定期进行有针对性的健康教育讲座，如2014年4月为展览路街道星光园养老院带来"老年人的健康维护"讲座等。从2010年至2016年8月，医院成功举办了135次满足不同健康人群需求的健康教育活动，参加的社区居民达11 829人次。

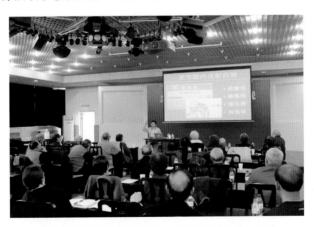

骨关节科林剑浩教授到北京市科委进行健康讲座

（二）打造小病在社区、大病进医院、康复回社区的三级诊疗模式，引导百姓科学就医

1. 加强社区全科医师培训，促进社区医疗质量和服务质量提升——让患者小病进社区，放心就诊

对于区域内的基层医疗机构和中西部地区、农村地区医疗机构的相对落后和不完善，我们建立了全科医师终身培训体系，帮助改善基层医疗机构的技术水平和服务质量，并通过远程视频教学和病例讨论帮助基层、中西部地区和农村卫生服务机构人员及时更新知识、提高技术水平，得以长期为老百姓提供优质的初级卫生保健服务，引导患者到社区就医，真正做到小病进社区。

自2008年开始至2016年共举办视频讲座199次，受众40 272人次；2007年至2016年共进行视频病例讨论567次，参加人次37 445。

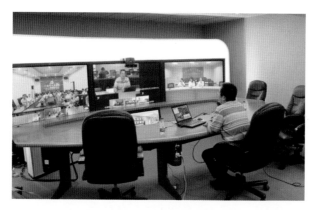

2013年7月23日，血液科黄晓军主任远程视频教学

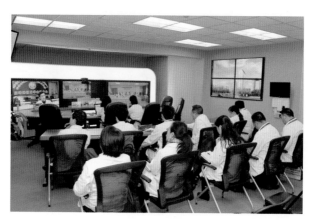

2012年11月1日，山西医科大学附属二院、青海省海南藏族自治州人民医院等共同体单位进行远程视频会诊

2. 促进分级诊疗、双向转诊"落地"，提高医疗资源利用效率——让患者大病有保障，顺利转诊

北京大学人民医院利用信息化手段，已实现社区卫生服务站和企事业单位医务室预约医生、预约检查、急诊绿色通道、视频会诊、健康档案/电子病历共享等诸多功能。对于到基层医疗机构就诊的患者，全科医师为其提供初级门诊并完成所需化验、检查；对于不能明确诊断或处理的病例，"共同体"信息平台可以为患者预约中心医院医师，为其提供进一步医疗服务，实现向上转诊。中心医院医师诊断明确并给出治疗意见后，患者的就诊资料通过信息平台传送回基层医疗机构，患者就能回到基层医疗机构完成后续治疗，实现向下转诊。社区转诊的患者享受到优先就诊的便利，患者甚至不必再跑到医院来取化验单，检查报告通过系统内部信息平台可以及时传到社区，大大节约了患者的时间。这种快捷方便的双向转诊方式，使社区与人民医院联系成"上下家"，居民的看病习惯转变，能在社区看的病不再往医院跑，降低了就诊成本，提高了医院资源利用效率。

3. 远程查房平台破解医疗质量和服务质量一体化难题，科技助力健康服务水平提升——让患者康复回基层，放心踏实

2013年3月，北京大学人民医院"共同体"启动了一个新的项目——与北京市隆福医院使用先进的远程视频技术，进行远程移动查房。

为了提高病床的周转率，医院骨关节科联系了北京市隆福医院作为病人手术后的康复地点。通过远程查房平台，人民医院的主任医师就可以与隆福医院的病人进行病情的沟通。病人床边监护仪上的生命体征数据可实时被采集并传送到主任医师桌面，方便主任医师了解病人的病情及实时状态。远程视频技术的应用既节省了时间，又有助于互相信息沟通，及时解决病人问题，让患者放心踏实回到基层医院康复。

4. 解决功能社区人群的"隐形看病难"问题，共同体实现医疗服务"全"周到

除了满足社区居民的看病需求，我们还积极为功能社区（由学校、企业、机关等相同处境人群构成的社群）服务，如为教师、职员等机关、企事业单位的职工解决看病难问题。为职工全口径开放所有预约资源，并提供检查结果查询、健康教育和个人健康档案查询等方便快捷的服务。这种"送上门"的健康服务，使不同功能社区的"隐形看病难"人群可以更加方便、快捷地享受到优质的医疗卫生服务。这为改善功能社区人群亚健康症状，及时预防、发现、治疗疾病，提供了保障。

二、"共同体"取得的成效

"共同体"的健康促进效益是广泛的、长效的、可推广的。"共同体"模式初期在北京德胜社区、展览路社区等试点后，各方反响超过预期。如今，北京大学人民医院的优质医疗资源已通过"共同体"服务范围覆盖北京市的西城、海淀、昌平、大兴和顺义五个区，以及新疆、云南、青海等19个省市，并跨出国门服务到老挝。还与北京儿童医院、北大口腔医院、北大六院等同级专科医院建立联系，形成多部门、多地区横向、纵向联合发展，优质医疗服务广泛覆盖的整合型健康服务链。"共同体"模式不断被推广复制，让更多百姓受益。

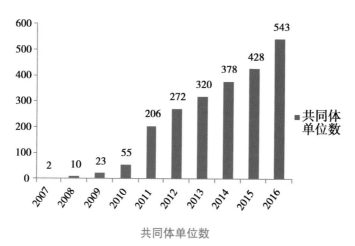

共同体单位数

（邵晓凤　陈明）

5

健康科普传播中的博士团

北京大学第一医院

医学科普知识是与大众生活和人民健康最密切相关的科学知识。随着我国居民生活水平的提高、健康意识的增强，群众对健康知识的需求越来越高。"健康所系　性命相托"是每一名医学生和医务工作者坚定的誓言，北京大学第一医院（以下简称北大医院）更是一直坚守着这个神圣的使命，努力将医学科普知识带到人民群众中去，最大限度地帮助人们了解疾病、预防疾病。

一、博士团的成立

2010年起，北大医院注重对医学研究生的素质教育和综合教育，将"医学科普"作为一项主题活动，建立一支以医学科普为己任的博士团队（以下简称博士团）。

医学科普既是素质教育，也是职业教育。它让医学研究生们了解我国的医疗现状，知道百姓对医学知识最渴求什么，让他们懂得百姓对医学基本知识的匮乏，各种伪科学、伪医学泛滥造成的损失是多么令人痛心疾首。北京大学作为中国高等院校的排头兵，作为中国医疗、医学教育的"国家队"，既要朝着高精尖国际先进水平前进，同时还要扎根祖国的沃土，深入了解我国的实际情况，了解大中小城市及广大农村的医疗卫生现状，服务大众，这是北医人的使命。

博士团带着科普精神，除了努力做好临床、科研工作，还认真思考如何能将医学科普做好。为此，加强对医学研究生们的逻辑思维、交流沟通、语言表达能力的培训。

通过几年的科普之路的探索，博士团的医学科普之路从最开始的尝试、初步实践到现在主动开展不同形式和类型的科普活动；从寥寥几人参与到现在各种活动要层层筛选。经过几年的努力和老师、学长们的传、帮、带，博士团不仅参加人数多了，而且质量逐年提高。

二、科普活动开展情况

（一）充分准备，深入实践

将深奥的医学知识转化成老百姓听得懂、能理解的通俗语言并不是一件容易的事情。在活动启动之初，党总支首先邀请了著名的医学科普专家讲授如何做好医学科普。随后，研究生党总支开展了"医学科普知识演讲比赛"。自2010年起，已经举办了7届，先后有130多名研究生登上讲台，将自己所知所学展现出来。中华医学会科普分会前任主委、医院党委书记刘新民教授每次都参加活动并为选手们点评。来自北大医院各个科室的老师们更是给予极大的支持，无论是博导、教授、学科带头人，还是刚刚毕业的师兄师姐们，都把自己在科普方面的经验和认知无私地分享给研究生们。通过7年的不懈努力，研究生们对医学科普的认识越来越高，科普演讲的水平越来越老练，走进社区为居民讲授科普知识的受欢迎度也逐年攀升。

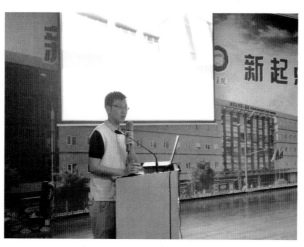

2015年举办的第五届研究生医学科普知识演讲比赛

（二）走进社区

研究生们在不断提升自身医学科普水平的同时，进社区的活动也逐渐开展起来。研究生党总支本着科学、从易到难的原则，首先来到北京市丰台区玉林东里二社区。针对社区老年居民较多的特点，科普讲座的选题以骨质疏松、高血压等老年常见病入手，尽量让宣讲内容通俗易懂。博士团还为前来的居民提供义诊咨询，认真倾听并耐心解答居民们的问题。

首次活动获得成功后，博士团成员进行了认真总结，寻找不足；同时，玉林东里二社区再次邀请博士团到社区进行科普讲授，让博士团成员们深受鼓舞，再次精心准备了健康科普讲座。

寒来暑往，研究生党总支已经与玉林东里二社区建立了良好的户主关系，研究生党员们经常会应邀到社区进行宣讲。在有了一定的经验和成功的模式后，研究生党员们又开始了新的探索，几年来，先后来到北京电影学院社区、东城区交道口社区、西城区金融街社区、北京大学、中国人民大学等社区和学校，为社区居民、职工和在校学生进行健康宣讲和义诊活动等。

（三）深入各地

2010—2013年，北大医院博士团先后到陕西省富县、黄陵县，甘肃省兰州市、张掖市、云南省永平县进行健康科普传播。在这些县区市，博士团还经常深入乡镇，不辞辛苦地为基层百姓开展科普讲座和义诊咨询。在陕西富县，一位儿科博士两天共接诊了100多位小患者，说到喉咙干哑、嘴上起泡也没有一点怨言。眼科的博士生从北京背去了眼科需要的检查设备，为当地居民进行青光眼和白内障的排查。

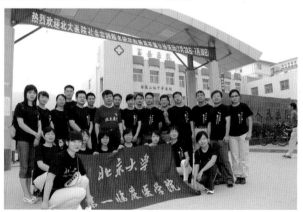

2010年，北大医院博士团赴延安富县进行健康科普传播

（四）深入边远贵州

2014年，北大医院博士团在中华医学会科普部的支持下，由刘新民教授等专家带队，来到贵州省遵义市习水县进行科普宣教和义诊。在习水县人民医院，博士团为习水县卫生工作者带来了精彩的讲座，在县人民医院等待义诊的老乡们也排起了长队，博士团的队员们立即投入到紧张的工作中。中华医学会科普部的工作人员被博士团"厚德尚道"的精神所感染，活动结束后立即和博士团预约下一年的合作。2015年、2016年北大医院博士团再次奔赴贵州黔东南苗族自治州和铜川市仁德县，将医学科普和北大医院先进的医疗技术带到贵州；2016年，博士团与贵州省人民医院和贵阳医学院合作，将先进的住院医师规范化培训带到那里，收到极为热烈地反响。

三、取得成效

（一）媒体报道

在2010年，博士团初次到玉林东里二社区进行科普宣教和义诊，就得到了北京电视台、北京广播电台、健康报等多家媒体的关注，随着活动的深入，中央电视台、国家卫生计生委网站也给予相关报道。博士团所到的各省、市、县的众多媒体，也对博士团的活动进行了报道。这让更多的人认识到人民群众对医学科普的强烈需求和北大医院人在医学科普上付出的努力。

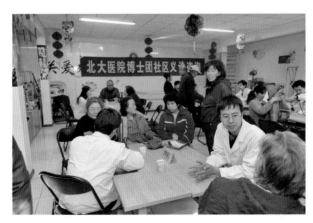

博士团在玉林二里社区义诊咨询活动

（二）活动效果

1. 活动影响

经多年发展，医院已拥有博士团队伍15支，成员达230余人；举办科普讲座25场，累计听众超5000人；举办科普演讲比赛7次，参与人数137人次；博士团在北京市社区、学校等地义诊17次，惠及群众超万人；在全国范围内走访6省11市，走访乡镇、社区19个，在国内享誉盛名。

2. 科普精神得到传承

近两年，不少研究生们利用假期时间，走进家乡的社区、养老院，主动为百姓进行科普宣教。虽然博士团的成员随着毕业而离开，但这种精神将作为博士团成员和北京大学第一医院研究生党总支的宝贵财富，传递下去，惠及更多的人，也让更多的研究生们拥有这种精神财富。

（于岩岩　张皓）

6

小简笔，大健康——健康美图新视界

北京大学第三医院

一、简笔画活动背景

北京大学第三医院作为北京市三级甲等综合医疗机构，疑难重症、外地病患比例高，日均门诊量居北京市各大医院前列。在医院高速运转、诊疗时间相对不足的日常诊疗工作中，为把专业医学知识以简单易懂的形式、短时间内传授给就诊的患者和家属，达到促进百姓健康的目的，2014年8月至10月，医院在全院范围内开展以简笔画为主要形式的"小简笔，大健康"健康教育活动。

简笔画就是利用极简单的点、线、面等绘画要素，把复杂的形体用简练的笔法，简略概括或夸张地勾画出物象的基本形状和主要特征，是一种简明扼要的表情达意绘画形式。它具有极高的概括性和趣味性，易于为各种知识层次的患者所接受，活动一经推出，即受到医务人员的热烈响应。医院共收到15个科室的36幅简笔画作品。"小简笔，大健康"活动以简单新颖的形式，受到了患者的好评，达到了预防疾病、促进健康的目的。

为了巩固这一活动成果，进一步贯彻落实北京市卫生计生委关于开展《北京市"一院一品"健康促进品牌推广活动》，更好地促进医院健康教育工作，在"小简笔，大健康"健康教育活动的基础上，医院于2015年6～8月进一步开展了健康教育图文及视频大赛——"健康美图新视界"活动。

二、活 动 目 标

医院健康教育领导小组对活动形式、评审标准、奖励措施、进度安排等进行讨论，最终确定"健康美图新视界"活动方案。

活动旨在收集各科室的健康教育视频、图文资料，通过评比选出优秀作品，利用院内场所及新媒体推广，扩大受众人群，提高健康教育知识的传播力度。

三、活 动 内 容

（一）基本内容

活动在本院健康教育领导小组的指导下，由疾病预防控制科具体负责组织协调工作，各科室的健康教育专员，协助做好科室内部的沟通协调工作，参加活动的科室需上交图文和视频两类作品。

1. 图文。以2014年"小简笔，大健康"活动为基础，进一步丰富图文形式及内容，开展健康美图秀原创图文活动。

2. 视频。各科室设计脚本，形式不限，可以是短剧、TED演讲、动画、宣传片等形式，制作4～6分钟健康教育视频，建议每科至少1个作品。

（二）活动进程

1. 准备阶段。各参赛科室准备参赛作品，由科室的健康教育专员组织开展各科室的作品准备工作。

2. 收集阶段。作品收集、整理，健康教育专员收集科室内作品，上交到疾病预防控制科。

3. 评审阶段。评审小组由本院健康教育领导小组及健康教育专员代表组成。评审兼顾艺术性与实用性、通俗易懂、主题鲜明（内容以慢性病防控、各科室特色疾病的健康教育、科学就医、急诊就医宣教等均可）。

4. 发布阶段。结果公布及推广。参赛作品中评选出一、二等奖及优秀奖若干。医院对评选出的优秀视频作品给予制作经费支持及推广。

5. 推广阶段。获奖作品及优秀作品通过以下形式进行推广：图文作品用于印刷宣传折页及展示素材。视频作品用于病房住院患者健康教育工作素材，图文及视频通过医院微博、微信、纸媒等形式推广。根据内容需要，优秀视频作品将用于社区健康大讲堂、体检中心健康教育课堂播放推广。

四、活动成果

（一）作品成果

活动共收集19个科室的63份作品。其中，视频作品27份、图文作品27份、短文8篇。视频作品中TED演讲5份、短剧9份、flash动画6份、示教视频6份。

（二）推广成果

"健康美图新视界"活动得到了业务科室的支持及积极参与，通过创作实践，逐步形成了较为新颖、独特及全新视角的多元化健康教育形式。近两年来，在微博微信发表相关科普文章200多篇，微信关注率多次突破10万人次；印刷及制作相关宣传折页5000余份；已经制作出5部医院标准性健康宣教视频范本，其中，《得了脑梗死害怕复发怎么办》在2016年中华医学会组织的首届全国医学科普微视频大赛中荣获三等奖。小简笔，大健康——健康美图新视界活动也将作为北医三院的品牌活动继续下去，让更多的患者、家属和大众受益！

五、活动案例

案例1（小简笔）【耳鼻喉科——耳朵生病了，您会滴药吗？】

今年元旦天气很冷，张女士感冒后耳朵疼，因有过同样病史，而附近又没有医院，家人便去药店买了滴耳剂，回到家赶快给张女士滴用，没想到滴药后张女士立刻发生了眩晕恶心的症状，这是为什么呢？

回答：是由滴耳液温度过低造成的。滴耳液从冰箱取出或冬季取药后从户外回家立即滴用都不可取。可将药瓶放入手心内暖一暖至药液不冰手再使用，但不可强行加热。

正确滴耳方法：

患者头偏向一侧，患耳向上，将患耳耳廓牵向后上方，顺外耳道后壁缓缓滴入药液3~5滴，然后轻轻按压耳屏数次，驱使药液进入中耳腔。保持侧卧数分钟，擦拭外耳道口，坐起。

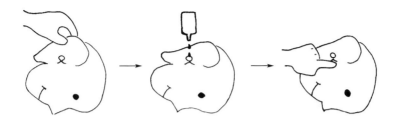

滴耳剂使用注意事项：

（1）滴耳前药液温度不可太低，否则可因刺激内耳发生眩晕。

（2）中耳炎患者可遵医嘱先滴入3%双氧水清理耳道炎性分泌物，并用棉签擦拭净后再滴入药液。

（3）勿自行使用滴耳剂，应遵医嘱用药。

案例2（小简笔）【呼吸科——腹式呼吸锻炼】

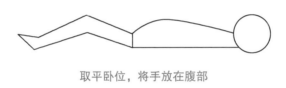

取平卧位，将手放在腹部

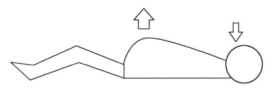

吸气的时候腹部隆起

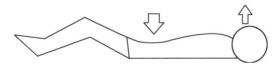

呼气的时候腹部凹陷

【解释】

"腹式呼吸"又称膈式呼吸训练。指的是呼气过程以膈肌上下运动为主，肋间肌肉运动为辅的呼吸方式。吸气时，膈肌收缩下降，腹肌松弛，保证最大吸气量。呼气时，腹肌收缩帮助膈肌松弛，随腹腔内压增加而上抬，增加呼吸潮气量。腹式呼吸锻炼的关键在于协调膈肌和腹肌在呼吸运动中的活动，尽可能减少肋间肌等辅助呼吸肌的无效劳动，使之保持松弛休息。因此，腹式呼吸可增加潮气量，减少功能残气量，提高肺泡通气量，降低呼吸功耗，缓解呼吸困难症状，改善换气功能。

【适应症】

适用于中重度慢性阻塞性肺疾病（COPD）患者，增强膈肌的收缩力和效率，使患者的胸式呼吸为腹式呼吸。

【操作要点】

（1）深而缓的呼吸运动，吸气的时候腹部隆起，呼气的时候腹部塌陷，胸部不动。

（2）每分钟呼吸7～8次，每次10～20分钟，每日锻炼2次。

案例3（小简笔）【骨科——小燕飞】

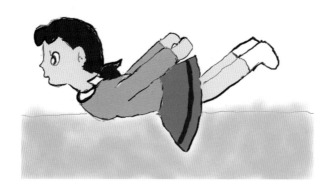

取俯卧位，脸部朝下，双臂以肩关节为支撑点，轻轻抬起，手臂向上的同时轻轻抬头，双肩向后向上收起。与此同时，双脚轻轻抬起，腰部肌肉收缩，尽量让肋骨和腹部支撑身体，持续3～5秒，然后放松肌肉，四肢和头部回归原位休息3～5秒再做。每天3次，每次5～10个。此项锻炼可以锻炼腰背肌，可起到缓解腰部肌肉疲劳等作用。

案例4（美图新视界）【风湿免疫科——饮食指导】

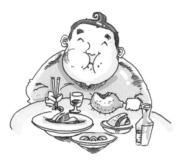

痛风患者避免吃高嘌呤饮食

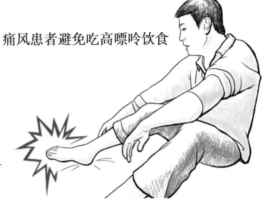

痛风患者避免吃高嘌呤饮食

案例5（美图新视界）【优秀视频制作截图】

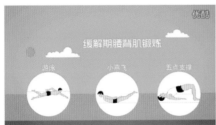

正确认识腰椎管狭窄疾病

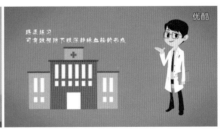

如何预防下肢深静脉血栓？

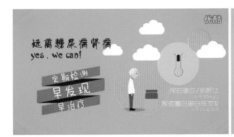

远离糖尿病肾病

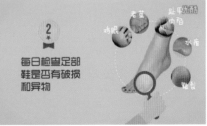

糖尿病患者足部的日常护理

（胡小素）

7 打造科普精品医生团队

北京大学肿瘤医院

我国每年新增癌症患者约360万例，然而社会上人们却对癌症和肿瘤相关知识的认识存在误区，对如何早期预防癌症也缺乏了解。北京大学肿瘤医院作为国内权威肿瘤专科医院，有责任纠正一些网络谣言，消除人们对癌症的错误认知，消除公众对癌症治疗的恐惧；有义务向广大群众宣传肿瘤的预防治疗知识，引导公众养成健康的生活方式。实现癌症的早发现、早诊断、早治疗，提高患者生存质量，实现减缓并最终控制癌症死亡率增长这一目标。

一、建设健康科普团队的目的

（一）总目标

建设优秀的健康科普传播团队，并借助多种媒体形式，传播防癌知识，使癌症能够早发现、早诊断、早治疗。

（二）具体目标

1. 提升医务人员媒介素养，培养科普传播专家。通过开展医务人员媒体素养培训，专家能够正确认识媒体、运用媒体做好健康传播。

2. 建设科普宣传队伍，建立完善的科普培训、评价及改进机制；通过媒体沟通培训，实现科普团队专业化，并成立新媒体团队、微视频团队。

3. 以和肿瘤相关的纪念日为契机，与各类媒体合作，策划科普宣传，传播防癌知识，倡导健康乐观的生活方式。

二、健康科普团队的建设

（一）提升医生科普素养

1. 提升专家媒介素养系列培训。对医务人员进行各类媒体沟通培训，并以研讨会、沙龙等形式使专家认识媒体，了解媒体，学会运用媒体做好健康传播。

2. 提高医务人员讲课技巧。教学办每年举办青年教师讲课比赛，7大教研室先开展预赛、优胜者再进入决赛，广大青年教师都积极参与，以此得到锻炼和提高。

3. 成立新媒体应用团队，利用医院自建的媒体平台（北京大学肿瘤医院微博、微信平台）把专家们撰写的健康宣教科普文章进行加工，再转化成适合的媒体形式（图、文、视频等）。成立北大肿瘤医院微电影团队，以自媒体形式进行健康传播。

（二）开展健康宣讲实战演练

借助医院已有的健康大讲堂和社区宣讲两项活动，选拔优秀医务人员进行实践与演练，与北京癌症康复会、北京市肿瘤防办密切合作，对医院住院患者及社区居民进行有计划的健康宣教。活动结束后，要求观众和院内专家对其宣讲效果和科普文章进行评估与反馈，促进讲课医师科普素养的提高。

三、健康科普活动开展情况

（一）加强媒体合作，扩大传播效果

1. 加强与各电视台、门户网站的合作，策划制作各类健康教育节目，传播健康知识。医院自2006年以来，和各大媒体合作的电视视频专题节目超过700期，并建立了专家视频库，把视频节目分类管理、再次利用，上传到医院官方网站、手机客户端，在院内各病房、大厅进行循环播放，进行多次传播。

2. 活动中设置专门的管理人员对每项活动进行记录与评估，实时总结经验，形成完善的健康宣教活动管理机制。

（二）举办提升专家媒体素养系列培训

2014年3月，医院举办了"提升专家媒体素养系列培训"的第一讲——"好大夫在线"网站应用交流会。"好大夫在线"网站的3位负责人和院临床医技科室的40余位专家参加了交流会。"好大夫在线"网站创始人做了"网络助力科室品牌与患者口碑的建立"的主题报告，介绍了"好大夫在线"网站的功能，列举了一些医生、科室利用这一医患交流平台扩大知名度、树立品牌，引导、选择和管理病人的成功案例，并分析了医生使用这一平台的情况。

2014年8月，举办了"提升专家媒体素养系列培训"的第二讲：如何与北京卫视《养生堂》节目合作。《养生堂》资深编导为大家介绍了节目的形式，做了受众分析。会上，专家们报出各自的选题，并就各自的专业与编导进行了沟通，编导为各科主任提供了选题及构思的建议。

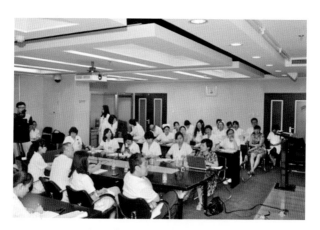

提升专家媒体素养系列培训

（三）提升专家科普素养系列——医师沙龙

2014年9月10日，党院办举行了"提升专家科普素养系列活动——医师沙龙"培训活动，其中包括科主任、护士长、通讯员、网管员、党支部宣传委员、团支部宣传委员及部分青年医师在内的50余人参加。

近年来，新媒体发展迅速，医疗领域迎来了新媒体的时代，新媒体的运用成为了最近几年医疗服务竞争的一种"新潮流"。微博、微信的运用

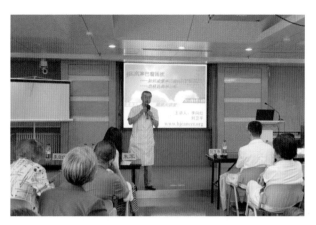

《远离淋巴瘤困扰》主题健康大讲堂

使得越来越多的医生走入寻常百姓家，微访谈、微直播也对改善医患关系和打响医院品牌起到了不小的作用。如何顺应形势、抢抓机遇，有效运用网络、手机app等新媒体对医务人员来说是挑战更是机遇。医院党办希望通过"提升专家科普素养系列培训"，帮助大家增强对新媒体的认识和了解，切实运用新媒体做好医疗服务。

医院还聘请搜狐网健康频道编辑做了《大媒体客户端应用》的讲座，这让大家对自媒体这一新概念有了更深的认识。杏树林公司运营部主任做了《病历夹软件产品的应用解读》，将一个为医生定制的病历记录云服务工具介绍给大家。54doctor网站客服团队向大家展示了医院官方网站手机客户端的应用。

（四）开展健康大讲堂

从2004年起，每年的9月15日被定为"世界淋巴瘤日"。医院举办的健康大讲堂活动同样走过了10年风雨，一场场讲座都是认真对待，真情奉献。以2014年第10届"世界淋巴瘤日"健康大讲堂为例，主题为《远离淋巴瘤困扰》，特别邀请了著名病理学专家李向红教授、淋巴肿瘤科刘卫平医师，讲解如何读懂淋巴瘤病理诊断报告及淋巴肿瘤预防与临床治疗知识。医院淋巴肿瘤科的医护人员与50余名淋巴瘤病人及其家属一起倾听了本次专题讲座。

大讲堂开讲前，淋巴肿瘤科主任朱军教授首先介绍了近年来迅猛增长的淋巴肿瘤发病率，同时简述了临床上对于淋巴瘤的治疗取得的突破性进展状况。李向红教授和刘卫平医师用生动的比喻和丰富的临床案例将专业的淋巴瘤医学知识讲解得通俗易懂，汇聚一堂的听众个个聚精会神，情不自禁地要将自己的座椅移向讲台。

淋巴肿瘤科郑文大夫还特别邀请了3位淋巴瘤康复患者，分享他们在医院治疗中接受淋巴肿瘤科医护人员的帮助下与癌症抗争的感人经历，他们坚强的意志与对美好生活的渴求使观众多次响起长时间的掌声。

在大讲堂最后的提问环节，朱军书记亲自解答了患者的诸多问题，并向到场听众和所有在医院治疗的病友表达了感谢。大讲堂十余年的坚守，服务了患者和大众，同时，北京肿瘤医院淋巴肿瘤科正向世界一流的淋巴肿瘤专科迈进！

四、取得成效

1. 拥有了专业先进的科普宣传队伍，建立了完善的科普培训、评价及改进机制，并成立了新媒体团队、微视频团队。

2. 多次举办活动，为诸多居民消除了癌症的错误认知和对癌症治疗的恐惧。

3. 北京肿瘤医院从1996年至今与各大主流媒体合作，录制了700多期健康宣教节目，积累大量健康宣教经验与专家。

4. 院内报刊、健康大讲堂、社区宣教等活动开展多年，积累丰富经验并受到广大社区群众与患者的欢迎。

5. 医院与北京电视台、好医生网站等多家媒体机构有长期合作关系。

6. 通过以上活动北京肿瘤医院在社会上的影响力也得到了提高，2014年成为北京市健康促进示范基地。

（于淼）

8 建设规范化戒烟门诊

首都医科大学附属北京安贞医院

一、戒烟门诊建设的背景

（一）戒烟门诊首次成立

首都医科大学附属北京安贞医院作为以治疗心肺血管疾病为特色的综合性三级甲等医院，自1984年建院伊始，就在老院长吴英恺院士的带领下，开展了大量关于控烟和心血管疾病防治方面的科研与临床实践工作，并于1996年开设戒烟门诊，至今已20多年，为吸烟者提供戒烟服务。

（二）戒烟工作初步开展

2006年1月9日，《世界卫生组织烟草控制框架公约》正式在中国生效。同年5月，由原北京市卫生局主办、北京安贞医院承办的"'创无烟医院，做控烟表率——医务人员向烟草宣战'全市控烟工作启动大会"召开，医院借此契机把控烟工作纳入整体医疗工作中。

随后几年中，国家相继出台关于控烟的相关政策，如《无烟医疗卫生机构标准（试行）》《关于进一步加强控烟履约工作的通知》明确要求卫生计生机构要为吸烟病人提供戒烟指导和服务。北京安贞医院戒烟门诊坚持履行职责，帮助吸烟者戒烟。

（三）戒烟工作正式启动

2013年10月至2014年11月，国家卫生计生委在全国范围内开展健康促进医院创建工作，重点是开展"简短戒烟干预技术"应用工作。安贞医院作为北京市36家创建单位之一，将"简短戒烟干预技术"在呼吸科、全科医疗科、中医科等科室推广使用。

2014年11月至2016年7月，国家卫生计生委启动"中央补助地方健康素养促进行动项目——规范化戒烟门诊建设项目"。安贞医院作为北京市3家试点医院之一积极开展戒烟门诊的规范化建设。

二、规范化戒烟门诊建设情况

北京安贞医院戒烟门诊设立在呼吸与危重症医学科，周一至周五全天开诊。主要服务对象为吸烟者及被动吸烟者，患者来源包括主动就诊、院内转诊、社区服务转诊等。

（一）基础与保障

1. 建设管理体系

医院成立院长为组长的控烟领导小组，全面指导戒烟门诊规范化建设，实现多个职能部门协同合作。由健康教育科牵头，院办、门诊部、医务处、护理部等部门各司其职，保障戒烟门诊工作的顺利开展。由此建立以呼吸内科为主、其他内科科室为辅助的戒烟服务模式，形成逐级管理、职责明确的管理体系。

2. 完善规章制度

医院制定一系列有利于戒烟门诊可持续发展的制度，包括简短戒烟干预工作制度、规范化戒烟门诊工作制度以及规范化戒烟门诊转诊工作制度等。

3. 配备场地、设备

戒烟门诊设有两间诊室和1间随访室，配有呼出气一氧化碳检测仪、血压计、体重计、听诊器、电脑、电话、宣传资料、档案柜等配套设施，并备有一线戒烟药物等。

4. 落实经费保障

专项经费是保障戒烟门诊顺利开诊的基础和保障，主要用于戒烟门诊相关仪器用品的购置及维护，组织控烟知识培训、工作会议，开展义诊及讲座活动，编印戒烟干预宣传品，支付电话费用等。

（二）开展培训

医院将控烟培训纳入全员培训课程中，通过专题培训、知识问卷等形式，让医生更加科学有效地帮助患者戒烟。同时，还定期组织呼吸内科、心内科、中医科、全科医疗科等重点科室医务人员开展戒烟技能专业培训。

1. 明确戒烟门诊职责

戒烟门诊设有专职医师5人，负责对吸烟患者提供咨询、评估、干预等工作；随访室设有专职护士1人，负责对戒烟患者进行登记、随访、档案管理、数据信息核对等工作。

2. 制定工作流程

首先，吸烟者到戒烟门诊就诊时，医生会详细询问吸烟史和健康状况，评估患者的尼古丁依赖程度和戒烟意愿，对没有戒烟意愿的患者提供戒烟建议、强化戒烟意识、宣传资料等；对有戒烟意愿的患者量身定制个体化的戒烟方案并转至随访室。其次，吸烟者进入随访室后，由专职护士对其进行体重测量、呼出气一氧化碳检测，由此建立戒烟档案并填写相关信息、发放健康教育处方。随后，专职护士根据医生制定的戒烟方案，在确定戒烟日后1个月、3个月对戒烟者进行电话随访、追踪戒烟，并将信息录入数据库。

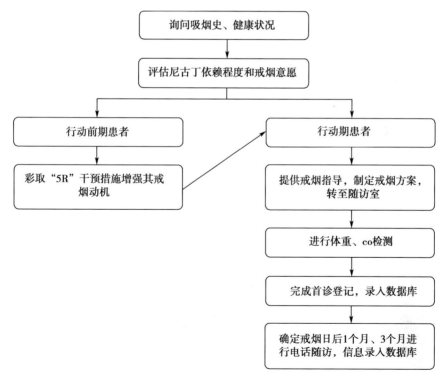

戒烟门诊工作流程图

3. 制定转诊流程

其他内科科室在简短戒烟干预工作的基础上，要在其病历本上张贴控烟健康教育处方不干胶贴，并将有戒烟意愿的患者转诊至戒烟门诊接受专业医生的治疗。

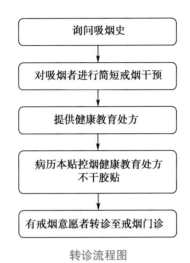

询问吸烟史

对吸烟者进行简短戒烟干预

提供健康教育处方

病历本贴控烟健康教育处方
不干胶贴

有戒烟意愿者转诊至戒烟门诊

转诊流程图

4. 建立戒烟患者数据库

对于戒烟者，在建立了首诊记录、1个月随访记录、3个月随访记录等数据库后，由专职护士进行数据录入和信息核对。

5. 开通戒烟热线：84005195

由于患者来自全国各地，因此医院为戒烟门诊开设了带有长途业务的热线电话。患者在戒烟期间，可由专职护士对戒烟者进行电话随访并记录，及时解决戒烟过程中出现的问题，并提醒和鼓励持续戒烟的患者，防止其复吸。

6. 建立戒烟微信群

医院相关部门开通了戒烟微信群，戒烟者可以在群里交流戒烟心得，随时向群里的医生和专职护士询问戒烟过程中出现的问题，以此获得戒烟帮助和支持。

7. 定期进行效果评估

医院每半年对戒烟门诊进行效果评估，包括宣传情况、培训情况、接诊情况、随访情况、时点戒烟率等，并根据评估结果不断改进工作，提高服务质量。

三、规范化戒烟门诊的宣传推广

（一）制作多种形式的控烟宣传品

医院设计制作了"一科一画一主题"系列宣传海报、控烟宣传板、健康教育处方、控烟健康教育处方不干胶贴等宣传品。其内容包括吸烟的危害和戒烟的益处、如何应对戒烟后的不适、复吸怎么办、如何提高戒烟成功率等问题的解析。

（二）利用多媒体设备宣传戒烟门诊

医院在电子屏、闭路电视等设备进行戒烟知识普及的同时，发布戒烟门诊相关信息，增加患者获取信息的途径。

（三）采取多种方式对住院患者进行戒烟宣传

每位患者入院时都会领取到一本《住院病人手册》，手册里专门设了"戒烟科普知识"章节。此外，住院期间，医生将定期组织患者及家属开展戒烟科普知识讲座，并建议患者前往戒烟门诊接受专业的戒烟治疗。

（四）宣传活动

利用"世界无烟日"等卫生日，组织多学科医生在院内外开展义诊咨询活动和科普知识讲座，鼓励患者到戒烟门诊接受专业的戒烟治疗。

（五）网络宣传

充分发挥北京安贞医院官方网站、微博、微信功能，由专人负责管理维护，宣传戒烟门诊，并定期发布控烟知识及活动预告，并利用报刊进行推广。

四、戒烟门诊的建设成效

（一）工作成效

在规范化戒烟门诊的建设过程中，医院明确了各部门及相关人员职责分工，通过工作实践，逐步形成了较为顺畅的戒烟门诊工作流程及转诊流程。通过多种形式的积极宣传推广，提高了戒烟门诊知晓率，使得就诊人数、用药数、戒烟成功率逐年提高。全年规范化戒烟门诊的建设成果得到了上级部门和领导的认可，多次在国家级、市级、区级控烟培训会上进行经验汇报，并接待全国各地的同行到院交流。

（二）名誉成效

经过多年努力，北京安贞医院先后获得"北京市无烟医院""全国无烟医院""北京市健康促进医院""北京市健康促进示范基地"的称号。

（龚言　陈利）

9

孕妇学校是推动母婴健康的摇篮

首都医科大学附属北京妇产医院　北京妇幼保健院

国外有个知名的作家曾说：推动宝宝健康的手是摇摇篮的手。那是谁的手呢？当然大部分是妈妈。可是如何让妈妈学会正确推动摇篮呢？如何获得健康的摇篮呢？答案是孕妇学校。

一、孕妇学校的成立

北京妇产医院是新中国成立后的第一个妇产专科医院，林巧稚为第一任名誉院长。自1956年建院，北京市每年十分之一左右的新生儿在这所医院出生。2005年开始，年分娩量更是超过万人，一直居北京乃至全国前列。

2002年，北京妇产医院和北京市妇女保健所、儿童保健所、计划生育指导所合并成立首都医科大学附属北京妇产医院和北京妇幼保健院，除了医院自身的临床功能，还要指导全市妇幼保健工作。

开展孕期健康教育是保障母婴安全和提高出生人口质量的重要保障，全国在20世纪90年代初开展爱婴医院建设时逐渐开设孕妇学校，而北京妇产医院早在1984年就已经开设了孕妇学校，走在全国前列。1999年按照国际人口大会有关男性参与生殖健康的精神，探索创立了全国第一个准爸爸学习班，新颖的互动体验教学方式很快风靡全国。在2004年到2005年，北京妇产医院孕妇学校承担了卫生部全国妇幼健康教育规范研究和全国孕妇学校规范研究，引领了领域内的发展。

二、孕妇学校的发展

（一）以制度为抓手，使孕妇学校管理有序

孕妇学校是医院的一个重要窗口，管理方面必须一丝不苟，制度是做好管理的重要保障。北京妇产医院北京妇幼保健院孕妇学校制定了一系列的制度：《首都医科大学附属北京妇产医院健康教育管理规定》《孕期健康教育中心（孕妇学校）管理规定》《孕期健康教育中心（孕妇学校）教室使用管理规定》《孕期健康教育中心（孕妇学校）工作人员管理规定》和《孕期健康教育中心（孕妇学校）师资管理规定》，一切按照制度有序管理。

（二）专家师资队伍是开展科普的重要保障

孕妇学校现有师资50人左右，均为中级以上职称的医护人员，来自医院产科、儿科、手术室、护理部、保健院，不乏全国知名专家，还有院领导为群众授课。

孕妇学校不仅要求授课老师要学习孕妇学校的各项制度，还不断对师资进行专业新知识新进展、人际传播沟通技巧知识等方面的强化培训，不断提高孕校师资的业务水平。

孕妇学校还不定期开展群众问卷调查，根据调查结果，对师资和课程作相应的调整，从而提高孕妇学校的水平。

三、课程活动

（一）精心策划课程，更加贴近孕妈妈需求

北京妇产医院由于孕妇数量多，所以孕妇学校通过各种形式开展健康教育课堂，保证所有建档孕妇能够接受孕期健康教育相关课程学习。

每天上午有营养课堂、候诊课堂，每天下午有孕期、分娩及产后母婴保健方面的专家课程，还有分娩体验精品课程，每月还有一次300人的周末专家课程。每月安排的孕妇学校课程超过30节，除了精品课程外，所有课程是免费为孕产妇开放的。课程按月循环，方便孕妇及家属的选择。课程形式分为基础课、参与式实操课、专题课及技能培训课，并定期开展各种

专题活动（如母乳喂养专题活动周），满足孕产妇需求。

课程内容丰富多彩，涉及孕期全程及产后康复、母婴护理。比如：产检须知课程、孕早期常见问题及应对、孕中晚期的产前诊断知识、孕期营养与运动、孕中晚期常见不适的处理、分娩方式的选择、产程中常见问题及应对方法、分娩镇痛的选择、准爸爸学习班、如何坐月子、小儿保健知识、婴儿睡眠等。其内容贴近生活，更容易被广大人民群众所接受。

（二）开设特色课堂

1. 营养课堂

开展孕期营养重要性宣教、孕期膳食指南的讲座，让孕妇学会孕期体重控制，减少产科并发症、减少巨大儿和难产的发生，促进自然分娩，保障母婴安全。对妊娠期糖尿病孕妇和因为饮食导致的代谢性疾病的孕妇，给予一对一的干预、指导、治疗。这种模式在全国围生期营养服务中树立了榜样，2008年成为全国唯一的国家级围生期营养门诊和健康教育培训基地。

2. 模拟产房

医院在国内首办模拟产房课堂，它不仅引进先进设备，重要的是按照1∶1比例，仿照真实产房进行设计，让参与学习的孕妇身临其境，提前了解产房环境，真实感受和体验即将来临的分娩过程，极大降低孕妇的分娩恐惧，对孕妇进一步树立自然分娩信心、掌握分娩技巧奠定了基础，对降低剖宫产率起到了重要的作用。

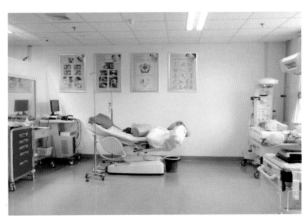

模拟产房

3. 候诊课堂

主要是为了配合优化门诊流程、分散门诊高峰时段的候诊孕妇、降低孕妇及家属长时间候诊的焦躁情绪，在工作日上午，特别增设了候诊健康教育课堂，由经验丰富的产科护士长手把手地传授母乳喂养、婴儿抚触、沐浴、康乐分娩等操作性强的课程。

4. 周末大课堂

每月一次，满足工作日上班的孕产妇及家属的需求。授课教师全部是具有高级职称的医务人员；课程内容除常规母婴保健外，为了应对二孩政策的放开，还增加了剖宫产再孕的注意事项、高龄孕妇的保健等科目。

5. 准爸爸课堂

生动有趣的互动形式不仅增加了准爸爸课堂的吸引力，更对构建夫妻和谐健康的孕期生活方式提供了有效帮助。

（三）信息化课程平台

信息化服务的发展是这几年孕妇学校一直在努力的方向，2015年医院实现了孕妇学校的无纸化信息管理系统。

1. 孕妇更容易获得孕妇学校信息，在医院官网、门诊公示栏公示课程内容、时间、地点等相关信息，还在所有建档须知中对重点听课题目加以标注，方便孕妇知晓。

2. 孕妇可通过医院大厅的自助机选择要听的课程，进行自助预约。课表提前3个月告知，孕妇及家属选择方便。

3. 刷卡签到。听课的时候，孕妇到孕妇学校自助机，刷卡即可签到，很方便。

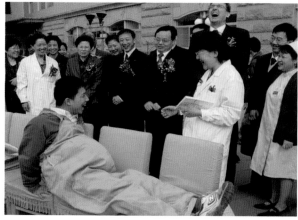

准爸爸课堂

4. 管理。后台系统对孕妇听课情况有了很好的统计分析，在管理上有了较大的飞跃。

四、孕妇学校取得的成效

1. 由诸多医师及各项专家学者合作研发了一套有中国特色并有临产研究保障的孕妇保健体操。这套体操对孕中晚期孕妇便秘、失眠、水肿等症状，均有减缓作用；在改善孕期心理焦虑抑郁、间接提高自然分娩率方面，也有非常好的效果，更为北京市乃至全国的孕产妇孕期运动，提供了依据和技术支持。

2. 2016年开展了北京市"孕妇学校"标准化教程（教师版）研发。

在北京市相关领导支持下，北京妇幼保健院组织相关专家54人，历时1年，经过12场专家研讨会和半年的课件修改，完成了15项内容的课件审定，形成了具有北京特色的"孕妇学校"标准化课件。此课件有望在2017年初成为北京市所有助产机构孕妇学校的标准课件，保证了孕妇学校的培训效果。

3. 北京妇产医院北京妇幼保健院孕妇学校由于出色的管理，不仅成为本院孕产妇最喜爱的地方，也获得了全国示范孕妇学校、北京市示范孕妇学校、全国促进自然分娩示范基地、北京市母儿科普教育基地、北京市健康促进医院等殊荣，并开展了大量的科普研究工作，为北京市乃至全国的孕期健康教育管理提供了经验。

4. 带领北京市10家孕妇学校，开展"婴儿睡眠"新项目研究。婴儿睡眠问题是个严重的被家长和保健人员忽略的问题，睡眠问题的发生率在20%到30%，而和父母同床睡的情况超过70%。北京妇产医院北京妇幼保健院孕妇学校牵头北京市10家孕妇学校，从2014年开始开展"北京市婴儿睡眠健康教育"项目，2016年进入第三周期项目。2016年3月21日孕妇学校联合举办"世界睡眠日–关注婴儿睡眠健康宣传活动"，发布了"北京市180天以内婴儿睡眠现况流行病学调查结果"，公布了调查发现的婴儿睡眠问题，数据显示，我国婴儿睡眠障碍的发生率在25%左右，持续存在的睡眠障碍会对婴儿的体格、认知、情绪行为的发展以及内分泌等多系统功能存在不良影响。同时，分析了影响婴儿睡眠相关的家长行为方面的因素，及开展婴儿睡眠健康教育所取得的效果。

（赵冬梅　刘军　游川）

10

"消化直通车"　温暖万人心

首都医科大学附属北京友谊医院

一、"消化直通车"的由来

首都医科大学附属北京友谊医院始建于1952年，是一所医教研防综合性三级甲等医院。2014年10月，科技部、国家卫生计生委、总后勤部卫生部认定为国家消化系统疾病临床医学研究中心。

2005年"'友谊'消化直通车万里行"被批准为原卫生部第二轮"面向农村和城市社区推广医药卫生适宜技术十年百项计划"。旨在通过"手把手"的培训，把先进的技术、规范的操作和前沿的学术热点传授给基层医疗一线的同行，带动医疗落后地区的医疗发展，让百姓不出远门就能享受到高水平的医疗和健康教育服务。

二、"消化直通车"的发展

（一）建立健全管理体系，明确分工

为了更好地开展"'友谊'消化直通车万里行"工作，2005年10月成立了由消化科领军人张澍田教授任组长的领导机构，负责总体协调，下设4位副组长，分别负责技术培训、健康讲座、健康传播以及健康咨询活动，医院各级医护人员参与健康促进宣传活动。经过领导小组讨论制定工作规划，明确各岗位职责以及年度工作目标及考核制度。

（二）给予活动经费保障

医院在活动经费上予以大力支持，并设立专项经费用于仪器、电脑设

备、器械、消毒用品等购置，编写印制宣传册、健康处方，购买视频光盘，开展义诊咨询、健康大讲堂活动，实时制作海报、更换宣传栏等。充足的经费确保了"消化直通车"工作的顺利开展。

（三）组建专家团队

北京友谊医院十分重视此项品牌活动，挑选消化专业的20余名知名专家，组建了"消化直通车"专家团队，给予活动人员保障。

（四）广泛开展健康传播

1. 利用报纸扩大活动影响

在健康时报、北京日报、北京晚报、北京晨报、法制晚报、健康报、生命时报等报纸上刊登"消化直通车"到达的地方信息和科普文章，扩大宣传，让更多的百姓得知"消化直通车"在什么地方什么时间开展什么活动，以方便当地百姓能享受到高品质的"万里行"服务。

2. 利用新媒体服务大众

新媒体是近年健康教育宣传的重要手段。"消化直通车"充分利用新媒体和网络（搜狐、头条、北京卫生信息网等）渠道开展"胃肠疾病"健康知识的普及，扩大社会影响力和覆盖面。

3. 利用广播、电视传播健康知识

利用北京广播电台城市服务管理广播频道的《城市零距离》栏目，做"保护胃肠进行时"主题的节目，为广大市民关注的胃肠健康问题进行耐心地答疑解惑。

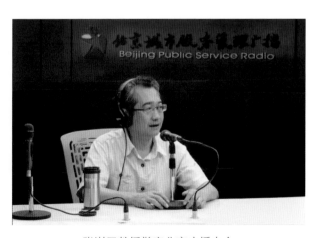

张澍田教授做客北京广播电台

张澍田教授、李文燕副主任医师等做客北京电视台《养生堂》《健康之路》《健康北京》等多个节目进行消化系统健康知识的普及，利用北京电视台的影响力与患者交流、沟通，把自我保健的"钥匙"交给大众。

4. 设立"居民健康促进活动室"

为了便于患者及家属、广大居民参与"消化直通车"活动，友谊医院在门诊楼设立"居民健康促进活动室"，通过定期健康讲座、播放电视录像以及电子大屏幕等图文影像资料，配合实物教具模型以及互动游戏等多种形式，向广大群众讲授"消化系统疾病的防治"知识。活动安排在百姓就诊方便的时间，并使用通俗易懂的语言向百姓进行耐心的讲解。

5. 发放宣传资料

组织专家编写科普书籍，如《消化性溃疡就医指南》，从实用角度对消化性溃疡患者进行健康知识教育、饮食控制及就诊指导。定期制作健康教育宣传手册，制作胃癌、结肠癌、食管癌等健康教育处方免费向群众发放。同时，健康宣传员每个工作日的下午在内镜中心向就诊群众讲解消化疾病的相关知识。

6. 设立健康教育宣传专栏

为了进一步提升广大人民群众的健康意识，在门诊大厅及病房走廊专门设立了健康教育宣传专栏，每季度更换一期，为百姓普及消化系统疾病的防治知识，提高百姓对该类疾病的认知率。

7. 义诊咨询宣传活动

开展了以"服务百姓　健康行动"为主题的大型宣传和义诊活动，活动派出专家，进行慢性胃病的咨询和初步筛查，推行惠民便民措施。使群

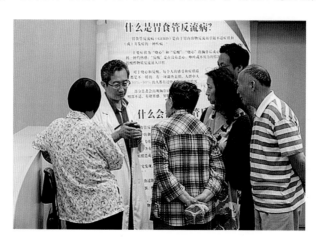

义诊咨询活动

众能够享受到大医院优质医疗服务的同时，医院还能给公众普及医学知识，倡导健康生活方式，引导群众科学就医。

（五）扶植基层医院开展培训

专家们积极协助当地医院建立定期培训机制，对各地医师开展全面医疗技术培训，向他们传授消化疾病诊治进展及相关技术，并手把手地规范他们的各项操作，解答他们提出的各项医疗难题，从根本上确确实实地让百姓享受高水平的医疗服务，给老百姓带来了健康福音。

通过每年6次的"'友谊'消化直通车万里行""手把手"高级消化内镜医师大讲堂，每年3次的"面对面"高级消化医师大讲堂，每年2次的全国消化内镜沙龙和全国消化医师培训班等多种形式的面对不同对象的培训，对基层医院消化内科及消化内镜医师进行内镜操作业务有重大指导作用。借此以网络化、结构化的方式推动居民健康促进工作更好的开展。

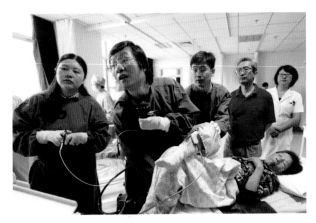

开展全面医疗技术培训

（六）开展早癌筛查活动

医院在河北邯郸食管癌高发地区开展消化系统早癌的筛查活动，并对当地居民进行健康知识讲座，发放宣传手册，提高居民防病治病意识，对消化道早癌疾病做到"早发现、早诊断、早治疗"。

活动期间运用色素内镜技术为矿区工人及家属进行消化道免费早癌筛查，及时发现存在身体中的早期的肿瘤，使工人得到及时治疗。近年来，友谊医院已免费对8000多名职工和矿区民众进行早癌筛查，建立了消化道早癌高危人群队列及药物干预、随访人群队列，实施健康管理。

三、取得的成效

（一）活动范围广

自"消化直通车"启程11年来，以广大人民群众的健康为己任，深入到边远地区，足迹遍布甘肃、河北、内蒙古、山东、吉林、辽宁、山西、西藏等16省（自治区），100多个地级市/区。对800多名县医院消化骨干进行了培训，为10 000多名消化系统疑难重症患者解除了病痛。我们把先进的技术，规范的操作和前沿的学术热点传授给相对落后地区医疗一线的同行们。

（二）获得诸多荣誉

"消化直通车万里行"已经成为友谊医院的健康促进品牌活动。2006年，荣获北京市卫生局"基层党组织服务群众精品活动"；2009年荣获北京市卫生局基层党组织服务群众最佳品牌项目。在各种荣誉面前，我们也清醒地认识到，仅靠医院专家深入实地进行诊疗，无法从根本上改善落后地区的医疗水平，只有通过全国协同网络，重点致力于"小核心，大网络"的健康促进建设模式，开展健康传播，建立多层次、逐级辐射全市的消化系统疾病健康促进网络基地，才能使消化系统疾病的健康教育更加个性化、规范化，以点带面，造福首都人民乃至全国广大百姓。

（吴静）

11

药师在您身边

首都医科大学宣武医院

近10余年，医院药学的传统观念和工作模式正发生着深刻的变革。过去在销售药品时，国家允许医院在进价基础上加成15%左右。但这种以药养医的模式催生出过度医疗、大处方等行业乱象，也让医药分开成为必然趋势。近年来，实行"医药分开"的公立医院进行改革后，药师逐渐开始转型，主要表现在从简单的抓药、发药到指导用药，提供药学服务，从而降低用药错误率，为患者用药安全保驾护航，使患者从用药中获得最大的受益。安全、经济、有效的用药是未来药师的工作目标，同样也是药师的职责。

一、用药咨询服务的背景

首都医科大学宣武医院是以神经科和老年病诊治为重点的三级甲等医院，多年来，患者人群以老年人为主。2004年医院成立用药咨询服务。咨询药师对医生、护士及患者，通过多种形式进行合理用药指导和宣教；同时对部分患有慢性病，经常来医院就诊且关注用药安全的患者建立了固定患者群的服务模式，为之提供全面的、专业的药学服务，降低了患者用药风险。医院每年为固定患者人群举办免费的"药师之友联谊会"，至今已成功举办了12届。这种服务模式拉近了药师和患者之间的关系，使患者深刻地认识到药师的价值，促进医患和谐。

二、工作目标

降低居民用药错误率，使患者用药不再盲目。达到让居民能安全、经济、有效的用药。

三、工作内容与形式

（一）建立门诊用药咨询系统

1. 用药咨询主要是提供用药相关的用法用量、药理作用、经验用药、重复用药、药品规格、用药禁忌、用药疗程、特殊剂型指导、药品注意事项、适应证、替代药、药品储存条件、药物相互作用、调整指导用药等专业服务。建立用药咨询系统并逐步完善，定期分析咨询记录与典型案例，实时掌握患者最关注的用药问题。

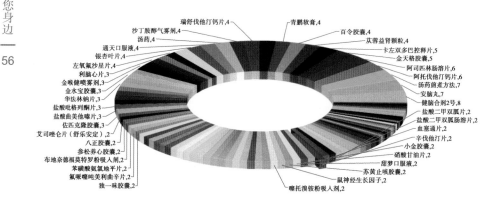

查询量日统计表

2. 咨询药师由科室的业务骨干和资深药师担任，分为专职咨询药师和兼职咨询药师。其中包括主任药师6名、副主任药师7名、主管药师30余名。

（二）为固定患者人群开展服务

1. 固定患者人群。在用药咨询服务过程中，正式建立固定患者人群，并且每年都有新的患者加入进来，其宗旨是了解患者更深层次需求、构建和谐关系、加强医患沟通、寻求更有特色更有针对性的药学服务。具体形式是：每位咨询药师与一位至多位患者建立联系方式，负责患者的用药指导及与医疗相关的服务。

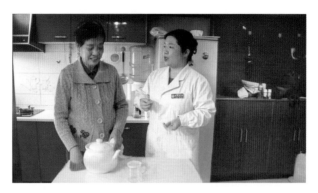

指导病人煎制中药

　　2. 开展咨询沙龙会。自2004年，每年组织固定患者人群开展咨询沙龙会，设立不同的主题内容，打造宣武医院药学服务的品牌。活动主题有："家庭小药箱的管理""中药应用尝试——药膳知识""合理用药——从与药师交朋友开始""治疗高血压药物合理使用""常用中药饮片鉴别""中成药使用常识""口服药物的合理使用""关注药品质量安全，维系你我健康""抗生素的合理使用""用药误区及用药教育""如何正确解读药物说明书""合理用药""用药有问题，药师来帮忙"等。众多活动给患者留下了深刻的印象，不但解决了许多患者困惑已久的问题，还得到广泛好评。

　　3. 医院资深主任药师做客"健康北京"等媒体，媒体的宣传扩大了宣武医院咨询药师的影响，使一些患者慕名而来，成为固定患者人群的成员。

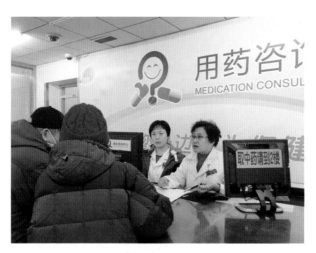

资深药师咨询服务

（三）编写用药科普资料

咨询药师根据咨询系统中导出的数据，分析出患者比较关注的问题，根据患者需求，编写相关的用药科普宣传手册，邀请固定患者人群拍摄安全用药的宣传视频，撰写《治疗头痛的中成药咨询问题解答》和《癫痫病用药咨询问题解答》等咨询用书。

四、取得成效

（一）取得荣誉

在长期的互动活动中，为了保持服务质量和品牌，药剂科连续多年组织了不同主题的技术练兵和咨询竞赛活动。如2014年组织药师审方技能培训和竞赛、2015年组织岗位大练兵比赛、2016年组织咨询药师技能培训和竞赛，使药师的业务水平不断提升。咨询人数从最初的500左右人次/年，到现在的1万余人次/年。2015年职工"技协杯药师职业技能大赛"中荣获第三名；"如何煎煮汤药"视频荣获2016"老年患者用药教育视频大赛"一等奖。

（二）实现医患和谐

1. 构建了药师与固定患者人群的情感桥梁

"遇到你，使我感到温暖和依靠……，每一次的耐心核对、认真讲解，使我对这种药如何更准确更有效地发挥作用有了深刻的了解。不论是你渊博的知识还是你关爱的眼神，温柔的语气，耐心的讲解都给我留下了难忘的记忆。谁说医患矛盾重重，我说在宣武医院我能感受到人间真情。通过你我感受到药剂科的努力，感受到你们的真情厚意！有你们为我们真情的守护，我们才拥有朝夕的健康！"

"多年前曾经是药师指导我用药，救了我一命。医生的工作只完成了一半，是药剂师解决了如何安全用药的问题。"

病友的话温暖了药师的心，也肯定了宣武医院用药咨询服务的方向。

2. 开办"药师之友联谊会"

2016年4月医院举办了"药师之友联谊会"，台上歌舞升平之余台下医患之间积极互动、交流甚欢。联谊会结束后诸多居民参与者表示：参加"药师之友联谊会"让我们受益匪浅，有你们药师为我们用药保驾护航，我们一定会健健康康的。

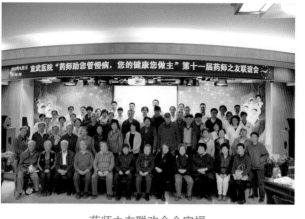

药师之友联欢会全家福

（唐嫚）

12 眼视光健康科普展厅

首都医科大学附属北京同仁医院

　　眼健康是全身健康的重要组成部分，通过眼健康科普教育人们可以主动采取有利于眼健康的行为，达到眼科学保健的目的。控制青少年近视发病率，减少视频终端使用者的视疲劳症状，改善人们的用眼习惯、行为以及环境，都是确保眼健康的先决条件。

一、背　　景

　　开展多种形式的眼视光健康教育，提高市民的眼视光健康意识，对促进市民的眼科学保健具有重要意义。针对眼视光相关知识和行为内容，同仁医院作为国家级眼科重点学科医院，有责任有义务为广大市民开展眼健康教育。为此医院历时一年，建设集科普、互动、体验、教育为一体的北京市眼视光健康科普展厅，打造了形式多样、丰富多彩的科普活动平台，普及眼健康科普知识，提高百姓眼保健常识，掌握可操作技能，积极引导市民建立科学的用眼习惯和用眼环境，从而对眼健康达到保健与维护的目的。

二、眼视光健康科普展厅主要内容

（一）功能区域共由七部分组成

1. 认识眼睛——进入眼睛的世界

以文字图片展板、结构模型、光学原理模型的方式介绍眼部生理结构，视觉发展过程，什么是屈光不正，如何发现近视，了解近视眼、远视眼以及散光眼的视物情况等。

2. 视觉保健——珍爱视觉

应用文字图片展板、光学原理模型、动画、产品展示等形式让观众了解读书写字的正确姿势、使用电脑的注意事项、光源对视力的影响、紫外线防护知识、合理膳食促进视力、防护器具使用方法等知识。

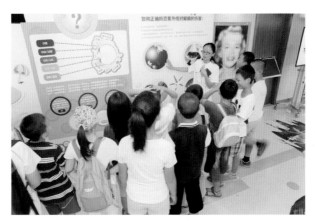

用展板介绍科普知识

3. 运动视觉训练——让眼睛动起来

通过训练器械、教学视频让观众体验视觉功能在运动中的作用，掌握视觉训练方法及技巧。

4. 保护眼睛——拒绝眼伤害

通过文字图片展板、动画让观众了解导致眼外伤害的因素及紧急救治方法，并知道如何避免眼外伤。

5. 防治视力不良——清晰看世界

通过应用文字图片展板、展具、筛查设备、宣传片向观众介绍视光筛查、配镜、药物、手术治疗方法，并教观众如何给孩子挑选镜架、镜片。

6. 信息互动区域

通过电脑查询、问卷填写的方式和观众开展互动，实现有针对性的普及眼视光健康教育。

7. 科普讲座区域

主要内容：屈光不正、近视的防控、如何保护眼睛、中老年人爱眼护眼、眼科手术后患者眼部护理、视疲劳的诊断与处理等。

（二）亮点眼视光科普平台

1. 多媒体交互演示系统

眼视光展厅借助触摸一体电脑、智能电视等设备，量身定制了视光知识多媒体交互演示系统、视疲劳自我诊断评估系统，同时对多部眼视光知识动漫、纪录片及科普宣传片等进行的演示。

2. 眼睛与身体配合运动

目前，在国际领先的视知觉感知及知觉学习的理论指导下，展厅特别设计了让参观者参与的缓解眼部疲劳的体验设备。推广健身和缓解视疲劳视觉训练同步练习的理念，让参与者眼部与全身都得到锻炼，且充满了趣味性。

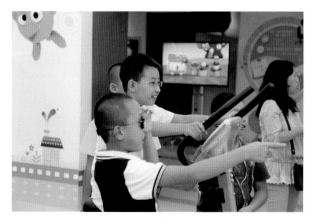

体验设备、缓解视疲劳

3. 眼疾视觉体验

五大眼疾视觉改变对照墙：参观者只需根据对照墙提示，观看每个观察孔，就可以直观地看到各种眼疾的视觉成像改变，体验到眼疾患者视物的不便与痛苦，让参观者对眼疾患者建立起同情心，从而关心爱护他们，同时，激发起参观者要更加爱护自己的眼睛。

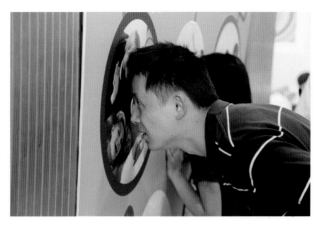

体验眼疾视觉

此模型设计，打破了医者习惯性的阅读眼底相分辨眼疾的思维定式，而是以患者的视角让参观者体验患病后的视觉感受，使参观者对眼病的症状印象深刻。

4. 3D动漫

《光源对视觉的影响》动漫采用目前最流行的3D、2D跟Q版相结合的设计，并添加大量环保、健康的绿色，不会对眼造成破坏性伤害，适合反复观看。动漫人物形象可爱、质朴，有日本动漫"小丸子"的画风。内容设计紧凑合理，围绕爱眼为中心，通过动画人物在生活场景中寻找和发现影响眼健康的问题，并纠正错误的方法，将爱眼的知识要点逐一说明。2D动画也利用了反差比较大的暗红跟淡绿来强调光的强烈，让观众很容易记得错误动作。透过短片很快就能让人想到自己平时的不规范生活，关注用眼健康。

5. 互动体验

展厅注重互动和体验，通过游戏形式让参观者能更好地了解自己的双眼视觉功能，发现双眼视觉异常等问题。专业人员对于视觉异常的人士会建议通过进一步视光检查帮助异常者制定双眼视觉训练计划，使他们能舒适、协调地使用双眼，达到缓解视疲劳和减缓近视发展的目的。

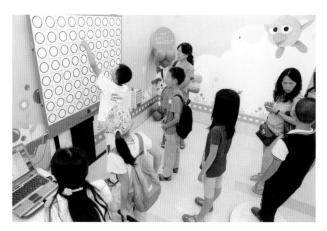

游戏互动体验

三、取得效果

　　展厅开展以来接待社会各界人员50场次、两千余人，中小学生和家长有组织的来展厅参观体验，并在参观后留下了观后感。

　　"北京市眼视光健康科普展厅"科技含量很高，实用性和趣味性很强，参观者获得知识的同时，让眼睛动起来得到锻炼，是大众非常需要的展厅，建成后对提升公众的爱眼护眼意识、促进青少年的眼睛保健具有积极的现实意义。展厅内容丰富，形式新颖，知识脉络清晰完整。具有较强的科学性、趣味性、互动性，传播效果良好。展厅组织内容科学合理，得到了专家和业界的一致认可。2014年荣获"北京市健康促进示范基地""全国健康促进与教育示范基地"称号，2015年荣获北京市科学技术委员会、北京市科学技术协会共同命名的"北京市科普基地"称号。

（刘影）

13

护佑精神障碍儿童　点燃孩子心中的光

首都医科大学附属北京安定医院

一、儿童、青少年心里健康状况

（一）儿童、青少年心理问题严峻

在当前急剧变化的社会转型期，儿童、青少年的心理健康发展面临着越来越多的挑战。当前，我国儿童、青少年的精神问题患病率已经超过了国际15%～20%的平均水平，在17岁以下的儿童青少年中，至少有3000万人受到各种精神障碍和心理问题的困扰。可是全国儿童精神科医生目前不足300人，心理卫生服务能力较为不足。

（二）我国精神康复事业现状

目前我国儿童精神康复事业基本属于空白，许多孩子患了精神障碍后，学习能力、学习兴趣都会受到明显影响，而且因为疾病的原因离开学校，导致正常的学习生活和社会功能受到损害，造成多数患儿离开医院后在家闲散，难以再次走进学校大门。这一切都将成为家长和社会极大的困扰和负担。孩子的健康直接关系到国家的未来，所以儿童、青少年心理健康的维护和康复工作刻不容缓！

（三）打造康复儿童心理疾病新模式

北京安定医院作为全国儿童精神医学领域的领军单位，从2014年1月起就开始打造以全面康复为核心的儿童精神障碍全程防治管理模式。该模式是集预防、早期识别诊断、快速优化治疗、心理社会功能康复、动态监测、长期随访、科普宣教、父母教师培训为一体的全病程健康管理体系。

其目的是在全市青少年儿童、家长、学校老师、社区工作人员中深入心理健康知识的普及，尽早发现孩子的心理问题，实现早发现、早诊断、早干预、早治疗、早康复。最大限度地恢复和提高精神障碍儿童的社会功能，最终实现全面康复，重返家庭、社区和学校。心理防治管理模式中的"荧火虫"系列主题活动也成为医院品牌活动。

二、活 动 目 标

1. 降低儿童心理行为问题发生率和儿童精神疾病患病率。

2. 打造拓宽儿童青少年心理发展平台，将儿童青少年心理体检在学校开展起来，在检测、分析中发现问题，指导家长和老师的行为。

三、活 动 开 展 情 况

（一）活动概括

与辖区社区街道、学校开展"青少年心理健康促进活动"。在德胜社区开展"青少年快乐成长夏令营"和"冬令营"活动；在德胜社区学校开展"让孩子的心里充满阳光"大型心理健康促进活动；组织参与"全市各区县中小学生心理健康科普活动"；自闭症日举办关注"星星的孩子"主题活动；开展"萤火虫"系列主题活动；与宋庆龄基金会开展"六一纪念活动之心理健康专场"；与妇女儿童博物馆开展"儿童青少年心理健康科普"活动；并利用儿科病区做健康教育讲座、咨询、义诊等活动，受众每年数千人次。

（二）"萤火虫"系列活动

1. "萤火虫"活动的意义

在日常工作中，我们看到的是患儿家长的愁眉苦脸，焦急与无助。从他们的话语中，我们能感受到，悲伤的情绪占据了他们的内心，很多家长看不到孩子的前途。患儿们给我们的感觉是孤立无援，仿佛陷入低谷。基于以上这种状态，在2012年我们召开了一次会议，会议中商讨了怎么才能让家长从痛苦中挣脱出来，看到自己孩子的发光点；如何让孩子认可自己，发现自己的长处，对自己有信心。我们以萤火虫作为主题，组织了一系列的活动，以此来实现这个目标。

（1）为什么选择"萤火虫"作为主题？

萤火虫原是指一种能发光的小昆虫，"点点银白，灵动闪光"，在迷茫的夜色中它是唯一焦点，"欢乐、光亮"是它的精神。泰戈尔曾夸赞其冲破黑暗的束缚，微小，但并不渺小。虽然生命短暂，却诠释了生命的意义。

（2）"萤火虫"活动品牌的含义

即使微小如萤火虫，也有属于自己的人生欢乐和人生意义；即使微弱如萤火，也有与太阳、月亮一样的光芒，也有自身无可比拟的价值。

2. "萤火虫"活动目的

让所有生病的孩子重新点燃对生活和未来的信心，让所有的父母和老师重新燃起对孩子的期冀和希望。自2012年我们开始策划了"萤火虫"系列活动，旨在借助此活动平台，打造真正意义上的家庭–学校–医院"三位一体"的康复管理模式。

"萤火虫"系列活动包括三部分：每两个月一次的家属联谊活动；每10次课为一个周期的父母连续培训项目；每季度一次的父母［和（或）患儿］–老师–医生［和（或）护士］沙龙。

通过家属联谊活动，建立良好的医患沟通；通过父母连续培训，培养父母科学合理的育儿观念；通过父母［和（或）患儿］–老师–医生［和（或）护士］沙龙，实现家庭–学校–医院的信息传递和互动，实现让孩子早日重返校园的梦想。从而真正实现家庭–学校–医院"三位一体"的康复管理模式。为衬托主题，活动主题歌定为伊能静的《萤火虫》。

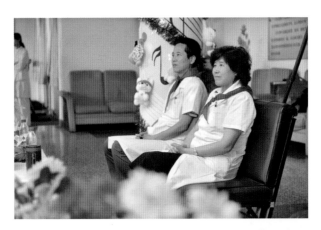

2013年6月1日，"萤火虫"系列活动之儿童节活动

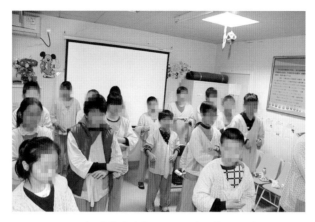

2014年"萤火虫"系列活动之节日活动

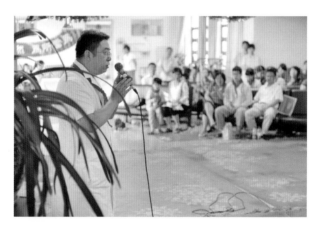

2015年6月1日"萤火虫"系列活动之儿童节活动

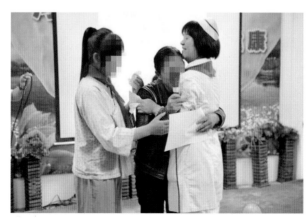

2015年6月1日"萤火虫"系列活动之儿童节活动患者母亲真情流露

四、活动效果

（一）直接效益

该品牌活动，推动了北京安定医院儿童精神卫生的发展，现已形成一支以儿童精神科专家、副院长郑毅为领头的儿童精神卫生科普团队。团队活跃在电视台、广播电台、各大网站、社区、学校，满足社会对青少年儿童心理卫生知识的需求，为孩子家长排忧解难。

（二）社会效益

通过疾病和康复知识的宣教，推动了儿童精神疾病康复工作的发展。许多专科医院注重了前期预防，中期干预，后期康复工作，积极建立儿童康复基地，实现了真正意义上的与社会和家庭接轨。

（三）活动的拓展效益

借助北京市"一院一品"及健康促进示范基地的平台，还将打造拓宽青少年儿童心理发展平台，设想将青少年儿童"心理体检"在学校开展起来。在检测、分析中发现问题，指导家长和老师的行为，达到降低儿童心理行为问题发生率和儿童精神疾病患病率的目标。

（崔永华）

14
用心坚守的心理援助热线

北京回龙观医院

伴随我国经济、社会的快速发展，现代科技与文化的创新层出不穷，广大群众逐步适应着从传统生活方式向现代快节奏充满竞争的生活方式转变。由此带来的心理冲击和压力，因心理调试不当导致心理卫生问题、精神心理病症时有发生，有的甚至出现伤人、毁物、自杀等冲动性攻击行为。

一、心理援助热线诞生

心理援助热线，因其方便性、快捷性、易得性、私密性、经济性等特点，成为了心理危机者寻求帮助的重要资源和途径。有研究显示，心理危机干预热线有即时的干预效果，可削弱自杀危机者的自杀冲动，降低其精神痛苦程度及绝望感，还可以改善来电者受抑郁、愤怒、焦虑、无助等负性情绪的影响。

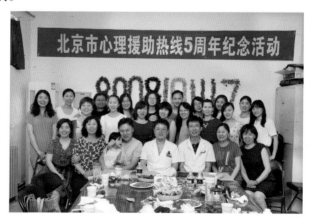

热线开通5周年纪念活动

设立在北京回龙观医院的北京市心理援助热线（800—810—1117，分机用户010—82951332），是全国唯一对公众免费开放的公益性专业心理援助热线。目前，援助热线拥有一支由32人组成的专业工作人员队伍，其中包括6名专业督导，同时开通6条线路，每周7天、每天24小时接听来电。

北京市心理援助热线的前身是2002年在北京回龙观医院开通的"心理危机干预热线"。2010年该热线正式更名为"北京市心理援助热线"；救援热线主要为来电个体提供快速有效的心理支持、咨询和干预，降低来电者的自杀风险，向来电者提供精神障碍的相关知识，帮助其寻找解决问题的最佳途径。

二、心里救助热线的工作情况

（一）工作程序

心理援助热线接电程序分4个阶段：

1. 舒缓来电者自身情绪，对其矛盾进行疏导。

2. 对来电者自杀、抑郁等危险因素进行评估。

3. 为来电者切实解决问题。

4. 总结情况并结束来电。

在遇到极其高危来电时，心理医师更需要前往现场处理。心理援助热线具有很强的专业性、应变性。

（二）工作风采

1. 沉着应对高危来电

心理援助热线就是一条"生命线"，它凭借电话线挽救了一条条徘徊在生死边缘的生命。因此，接线员在具备心理咨询专业知识和技巧的同时，还要具备很高的敏感性、快速的应变和变通能力，这样才能有效地处理好高危来电。

2009年9月的一天，一位女性拨通了800-810-1117北京市心理援助热线，"你们知道美国的'9.11事件'吗？我想制造一起中国的'10.1事件'……"。

可以听出来电者的情绪异常激动，她的这段话让热线接线员的神经一下紧绷起来，再过10多个小时全球瞩目的"建国60周年阅兵庆典"就要开

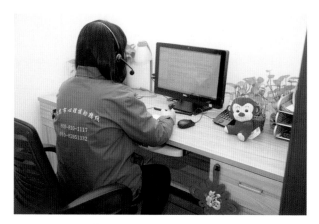

接线人员工作风采

始了，这个关键时刻安全可是头等大事。接线员克制住自己的紧张情绪，耐心与来电者沟通，尽力捕捉关于来电者身份、处境以及目前的状况等关键信息。没多久来电者挂断了电话，凭借接线员在有限时间里了解到的来电者相关信息，热线与相关人员取得了联系，在最短的时间找到了来电者，圆满地解决了来电者的困惑与问题。就这样一场近在咫尺的威胁社会公共安全的事件化险为夷了。

2009年的某日，心理援助热线接到某派出所打来的求助电话，称一位40多岁的女性站在21层楼高的窗台上已经20多个小时，经多方营救仍未成功。4位有丰富接线经验的工作人员迅即赶到现场开展心理援助。这位女性站在狭长的电梯间尽头约30厘米宽的窗台上，身后犹如万丈深渊。她神色不稳、面部表情呆滞，看到这一情景，热线工作人员依靠长期从事心理危机干预的默契和经验，开始同她进行紧张且艰难的"谈判"。终于，经过1个多小时的艰难努力，人得救了。

（三）专业造就热线品质

1. 专业、稳定的接线水平

为保证热线的接听质量和专业水平，热线拥有完善的督导监听和电话录音设备，建有一套标准化的自杀、抑郁危险等级筛查及评估系统，形成了有效的高危来电警报和热线服务质量随访系统。在借鉴北美热线培训资料和培训指导的基础上建立了适合我国心理援助的热线培训内容。

2. 专业的接线培训

热线始终坚持对接线员提供持续的专业培训和督导。始终坚持完成招

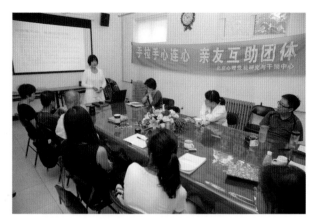
坚持对接线员提供专业培训和督导

聘考试的热线接线员必须接受长达6个月的培训、实习并最终通过考核后才能独立接线的培训制度。鉴于培训实习过程中，贯穿始终的高标准、严要求专业性业务水平和优秀的职业操守。这条热线于2004年接受美国自杀学协会评估委员会以及国际自杀预防协会评估时，各项工作均符合国际标准，且很多方面已超过国际水平。

3.专业的工作团队

心理援助热线是一项专业性很强的工作，高质量的心理援助热线服务也就需要有足够专业的团队的支持。北京市心理援助热线专家组由资深的精神卫生专家组成。同时，热线所在的回龙观医院是一所规模较大的精神专科医院，这也为热线开展精神健康促进及培训工作提供了专业支持和保障。

三、工作成效

（一）各地走访

心理援助热线受到越来越多关注和认可，12年间北京市心理援助热线先后为杭州、天津、厦门、南京等10余个城市的心理援助热线机构工作人员进行专业培训；举办了多届全国性的热线管理及督导培训项目；现为国家卫生计生委热线项目办公室所在单位，承担全国心理援助热线督导工作。2012年起，热线又承担起了为值守心理援助热线的北京地区精神科医生进行培训的任务。

（二）对特殊人群开展特殊服务

热线还在不断利用专业优势扩大心理健康服务的受众人群。2004年和2008年，应北京市监狱和北京市金钟监狱的邀请，热线开始为服刑人员和警务工作者提供心理咨询服务。在每年的"大学生心理健康日"和"世界预防自杀日"，热线都会把精神健康知识服务团队送进大学和社区，让更多公众重视心理健康。2012年起，《健康报》专门开设了"心理援线"专栏。十余年来，持续不断的努力和发展，让热线为北京地区乃至全国心理援助热线的发展做出了不可或缺的重要贡献。截至2016年7月，北京市心理援助热线已经为25万余来电者提供了有效的心理咨询服务，其中高危来电7300人次。也正因为如此，这条热线被老百姓亲切的称为"救命线"。

（三）明确目标

北京市心理援助热线已经为下一步的发展，制定了明确的奋斗目标。包括：要帮助北京18区县逐步建立区域内的心理援助热线；要继续扩大开展现场心理危机干预服务和技术支持服务；要建立标准化的自杀、抑郁评估及筛查系统；要形成有效的高危来电随访系统；要为高危个体提供后续随访心理治疗服务；要形成危机干预人员和研究人员的培训服务机制；进一步完善督导监听和电话录音系统及设备；要根据社会需求逐步扩大心理援助服务内容和范围，保障24小时随时为市民提供热线心理援助服务。相信北京市心理援助热线会有更大的发展空间和更光明的发展前景；一定会为首都乃至全国人民的心理健康提供高质量的服务；一定会为建设和谐北京、和谐社会作出更大的贡献。

（郭晓洁　徐东）

15

"胸心港湾" 的贴心服务

首都医科大学附属北京胸科医院

首都医科大学附属北京胸科医院综合科收治的大多是中晚期肺癌患者。肺癌发病率和死亡率高居恶性肿瘤之首,且发病率逐年上升。研究表明,约90%的患者存在心理问题,直接影响治疗效果。一些患者因长期饱受病痛的折磨,存在着恐惧、抑郁、焦虑、绝望心理,个别患者不堪病痛折磨,甚至产生轻生的念头。

医护人员意识到,不仅要为患者解除、缓解病痛,还要关注患者心理,帮助患者重建生活信心。综合科发起"以关爱患者为出发点,把学习科学发展观做好做实"活动,并于2009年10月创建"胸心港湾"服务品牌。

一、"胸心港湾" 概况

(一)"胸心港湾"的诠释

"胸"指胸部疾病;"心"指治疗胸部疾病过程中产生的心理问题;"胸心港湾"指为患者在治疗胸部疾病的同时,关注患者因疾病产生的心理问题。及时疏导,做好患者及家属的心理护理,使患者重新扬起生命的风帆是"胸心港湾"服务品牌的存在目的。

(二)"胸心港湾"的服务理念

变同情为共情,用真心与您沟通;以心灵温暖心灵,让我们一路同行。

(三)"胸心港湾"服务遵循的原则

1. 着眼患者的有效治疗为"根"。

2. 关注患者的康复、利益为"本"。

3. 促进患者及其家属的心理健康为"源"。

4. 不断提高医疗技术水平与改善医疗环境为"重"。

5. 用真诚填充心灵，用爱心围筑港湾服务为"魂"。

二、"胸心港湾"的实施

（一）"胸心港湾"服务目标

1. 对肿瘤患者治疗躯体疾病的同时，给予心理护理和人文关怀，使患者乐观、积极地面对疾病，主动接受治疗。

2. 通过对患者宣教，增加与患者的沟通交流，营造医护患和谐氛围，提高患者满意度。

3. 通过对患者身（生理）、心（心理）、社（社会）、灵（信念）的照护，促进患者康复，提高治疗效果和生命质量。

（二）"胸心港湾"的服务方式

1. 一对一心理疏导。当患者存在心理问题时，科内心理咨询师在会谈室对患者进行疏导，并与家属密切沟通，解除患者及家属心理负担。

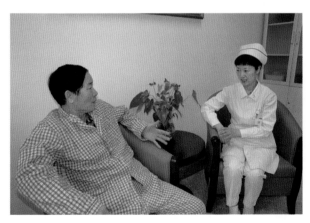

一对一心理疏导

2. 集体宣教。每周一次，在宣教厅由医护人员采用多种形式如电视、投影幻灯片、宣传册等，对患者及家属进行宣教。宣教后对患者需求进行评估，并开设问卷调查，通过反馈了解患者及家属对健康知识的需求，确定下次宣教内容。

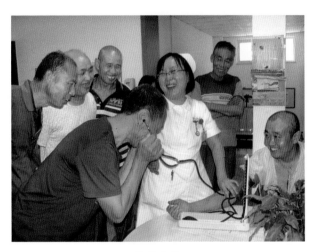

集体宣教

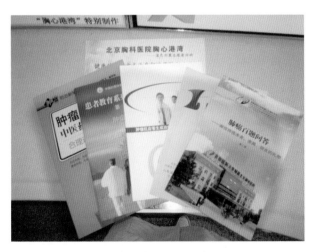

为患者及家属印制宣传册

3. 专家答疑。由科主任带领科室专家，每月对患者就诊断、治疗、护理、康复及心理等方面存在的疑难问题，进行答疑解惑。

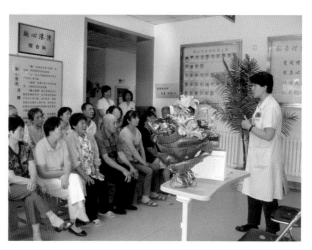

专家答疑

4.主题宣传。针对不同主题进行相关宣教，如"4.15"肿瘤周、世界疼痛日等相关知识讲座。覆盖人群包括全院患者、家属、感兴趣的社区居民，从病区扩大到全院。

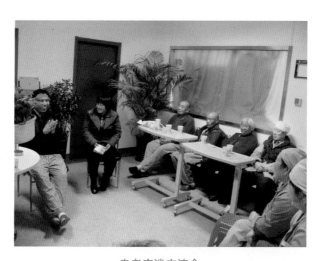

患者座谈交流会

5.座谈交流会、联谊会。每月在会议室进行丰富多彩的医患联谊活动，如茶话会、由抗癌明星或疗效显著的患者进行经验分享、文娱比赛等。覆盖人群包括病区患者及家属。

6.励志教育。无臂青年罗相军、本院身残志坚的女职工国家心理咨询师李宝珠等，都是"胸心港湾"志愿者，对患者进行励志教育。覆盖人群：病区患者、家属及医护人员。

7. 送温情活动。患者生日时送蛋糕，送化疗脱发的女患者小花帽，母亲节送康乃馨，春节时送贺卡、吉祥物等；元宵节、中秋节、春节等传统节日，进行医患"共度传统佳节、共享传统文化"活动，营造和谐的医患氛围。

8. 延伸服务。医护人员走进社区，传递肿瘤防治知识，引导社会大众实行健康生活方式；走进养老院，开展测血糖、测血压、健康咨询等志愿服务；为孤儿院及贫困学校捐款、捐书、捐衣物；建立"港湾爱心基金"，长期资助广西贫困儿童等献爱心活动。

（三）"胸心港湾"服务的实施

1. 医护人员的培训。医护人员每周两次接受院内外专家授课培训，培训内容除专业外，还涉及沟通、人文、心理、疼痛等方面，并选派医护人员院外学习交流新知识、新技术。

2. 新入院患者（疑癌心理）。耐心解答患者疑问，建立良好的医患关系，使患者尽快适应住院环境和角色转换。为患者提供安静、舒适的修养环境，对患者实施全方位的健康指导，包括疾病治疗宣教、疼痛管理、饮食及康复指导等。

3. 确诊癌症患者（恐癌心理）。心理安抚是治疗的重要手段。通过心理护理教会患者如何排解心理压力，让患者转变对癌症的认识，接受自身疾病，以积极、乐观的心态对待疾病。

4. 化疗前、中、后的预见性心理支持。癌症治疗会带来躯体的不适，从而引起心理上的变化，让患者接受它、面对它，要采取应对方法，如：放松训练、音乐冥想、语言暗示等方法，缓解化疗副反应。

5. 癌痛患者的宣教。科室设专职疼痛护士配合医生对癌痛患者制定个体化护理及健康教育，使患者走出癌痛误区，配合医生从筛查评估、实施镇痛、观察记录、定期随访等方面进行癌痛规范化全程管理。

6. 晚期患者（临终关怀）。医护人员在给予患者安全、可靠的治疗的同时，充分理解、共情患者，给予死亡教育，使其正确的面对死亡，使患者认识到无法掌控生命的长度，但可以把握生命的宽度，通过对患者的关怀和心理疏导，改变患者和家属对死亡的态度及应对方式，帮助患者完成遗愿，使患者平静、无遗憾、有尊严的离开。

三、"胸心港湾"服务品牌的成效

（一）工作成效

1. 科室临床观察结果显示，经心理疏导后患者紧张焦虑情绪得到改善，心理疾病发生率较之前明显下降。"胸心港湾"品牌服务，取得了预期目标，近年来科室医护工作做到了零投诉、零差错、零事故。

2. "胸心港湾"健康宣教已常态化，每年直接受益人数近万人。

3. 每年收治癌痛患者300余人，其中为100%的患者缓解了疼痛，95%的患者达到满意的镇痛效果。

4. "胸心港湾"品牌服务，使医护人员更加自觉自愿地为患者提供优质、满意的服务。对医护人员的调查问卷显示：赞同"胸心港湾"品牌服务的实施，并从中体现了自身的价值和责任。

（二）社会影响

"胸心港湾"品牌项目，给肿瘤患者提供了软科学的服务，也得到社会各界的认可，台湾省生命伦理学会、北京伦理学会，北京朝阳医院、北京安定医院、山东省肿瘤医院等多家外省市医院等来科参观学习；北京人民广播电台、北京青年报、健康报、黑龙江电视台、北京电视台、中央电视台等新闻媒体报道40余次。

（三）获得荣誉

获得全国"青年文明号"、全国"医院科室文化建设富有特色的典型"称号、首度学雷锋志愿服务岗、北京市工会授予"迎国庆 树窗口形象 创优质服务"劳动竞赛优秀集体、北京市"三八"红旗集体等荣誉、北京市卫生和计划生育委员会优秀健康促进案例。

（李宝兰　冯月亮）

16

贴近不同人群　实施功能社区个性化健康管理

北京小汤山医院

慢性非传染性疾病（以下简称慢性病）是影响我国居民健康的主要疾病。据2015年《中国居民营养与慢性病状况报告》显示，慢性病死亡人数占总死亡人数的86.6%。世界卫生组织指出，在影响健康的诸多因素当中，生活方式及行为因素不当占60%。开展健康管理是遏制慢性病发生和加重的有效策略。为有效应对慢性病的发展势头，《中国慢性病防治工作规划（2012—2015年）》提出了"关口前移，深入推进全民健康生活方式"的慢性病防控策略与措施。

一、医院迈向健康管理

北京小汤山医院自2002年开始，即在国内率先开展健康管理工作，尤其是2010年医院提出"将健康管理植入康复医学"品牌发展战略以来，先后对

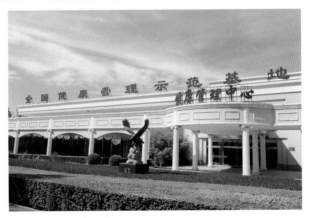

健康管理示范基地

不同功能社区开展了个性化健康管理工作，在业界产生了深远影响。目前，北京小汤山医院是全国健康管理示范基地、北京市健康促进示范基地，实施了功能社区个性化健康管理。

1. 功能社区个性化健康管理的含义

功能社区特指由职能相同或是处境相似的人群构成的社群共同体。不同于居住社区以居住区域为划分依据，功能社区强调该人群的功能属性，因此每一个功能社区都必然有其特殊的职业特点和疾病特色。制定健康管理方案的时候，必须结合这些特点，量身打造适宜的健康管理产品，依此才能达到最大的健康干预效果。

2. 功能社区个性化健康管理的进展

医院从2002年开始，为北京市局级干部开展健康管理工作；从2008年开始为首都公安干警开展健康管理工作；从2010年开始为在京两院院士开展健康管理工作；从2012年开始为民航飞行员开展健康管理工作；从2015年开始为医务人员开展健康管理工作；从2016年开始为北京市劳模开展健康管理工作。我们一路探索、一路思考、一路前行。

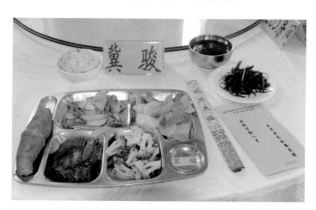

个性化饮食干预

3. 功能社区个性化健康管理的意义

之所以这种模式被广泛接受，是因为它转变了人们的健康维护观念。从依靠医院、依靠药物、依靠医疗器械来恢复健康，转变为依靠健康知识与技能、依靠良好的生活方式来预防疾病保持健康。我们将这种模式描述为：在短期集中疗养中融入个性化饮食干预、运动干预、心理干预、康复治疗、健康教育等管理要素，并结合特色疗养因子，让参加管理人员在科学疗养的同时，培植健康管理理念，掌握健康管理知识与技能，逐渐建立起健康生活方式。

4.功能社区个性化健康管理的前景

人口老龄化与慢性病快速增加的交织，导致个人和社会的疾病负担日益加重。健康管理所倡导的健康生活方式是解决这一难题的有效途径。没有一种药物、一种治疗方法、一种健康管理模式具有"普适性"。北京小汤山医院提出的这种针对不同功能社区实行个性化健康管理，并将健康管理与康复医学相结合的模式，应该是有效应对当今慢性病发展现状的一种方法，也符合近年来提出的"个体化医学"理念。未来这种模式或将引领健康管理航向，成为众多医院认可和采纳的健康管理模式。

二、工作开展情况

（一）充分调研，了解需求

医院在实施健康管理之前，都要收集各方面的信息，从总体上掌握不同功能社区的人群特点、年龄状况、性别分布、健康状况、职业特点、工作环境、心理状况、健康需求，并评估其依从性和可能出现的各种情况。必要的时候，会寻求专业领域人士的帮助，设计个性化的调查问卷，并组织相关人员多次开展研讨会，共同探讨健康管理策略。

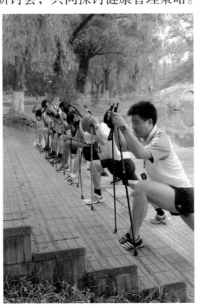

持杖有氧运动

（二）制定个性化健康管理方案

在充分调研的基础上，医院会为每个功能社区制定出个性化的健康管理方案。如对局级干部进行健康管理时，注重领导干部早期心脑血管疾病风险的筛查与干预，注重慢性病风险的评估与预警，并为领导干部提供3年体检结果动态对比分析；在对医务人员进行健康管理时，着重从缓解医务人员的职业压力入手，为医务人员进行精神压力测试、心肺功能评定、健康风险评估、睡眠呼吸监测等，为其设置温泉漂浮、正念冥想、瑜伽放松、有氧运动等减压放松课程；在对飞行员、公安干警进行健康管理时，注重这类人群健康素养的提高，从能量平衡概念、食物量化技能、食物交换本领、运动监测仪的正确操作方法、肢体功能训练方法等方面入手，提高他们的健康知识与技能。

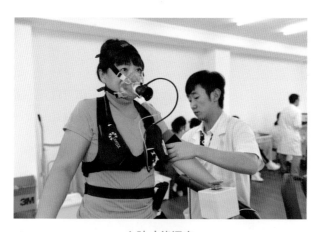

心肺功能评定

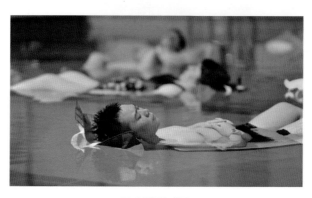

温泉漂浮减压

医院将这些内容进行科学、合理安排，并注重细节方面的雕琢。如在参加健康管理人员来院之前，有专人负责为每名人员准备好参加健康管理所需的全部资料。每期都要举行开班仪式，强调注意事项。每项工作的衔接都做到无缝对接，必要时还将参加健康管理人员分成若干小组，每组各有一名医务人员作为小组长，负责该组成员所有的行程管理。健康教育的内容和顺序也都预先进行了充分构思，并提前准备好必要的设施和最佳的授课环境。

（三）及时总结，完善管理方案

每期健康管理实践结束之后，医院都会邀请大家填写《满意度调查问卷》，并组织座谈会，听取参与人员参加健康管理后的感受，并采纳合理建议。事实证明，这种健康管理模式得到了所有参与人员的高度认可和好评。5年来，每期健康管理班总体满意度均达到100%，"非常满意"率达80%以上。

三、工作成效

（一）个性化健康管理初见成效

通过健康管理前的问卷调查与管理后的知识测评可以看出，这种健康管理模式可以切实起到提高健康素养的效果。以某功能社区600余例管理对象为例，管理前该群体体重判断标准知晓率25.25%；高血压诊断标准知晓率38.59%；正常摄盐量知晓率37.37%；正常摄油量知晓率36.36%。管理后该群体健康常识的知晓率都能够达到85%以上，大多数人已能够主动增加运动，自觉控制饮食，自发纠正自己的不良生活方式。通过微信群里学员门彼此间的交流可以看出，大家对这种健康管理模式由衷地称赞，认可其确实能起到维护健康和增进健康的效果。

（二）特色健康管理得到认可

医院承办的"天使健康关爱计划——医务人员身心健康管理项目"获北京市医管局和北京市总工会高度认可，并授予"北京市劳模健康管理基地"称号。飞行员"360健康关爱工程"获国航乃至中国民航总局的高度赞扬。湖北、重庆、西南、上海、山东等地的国航分公司也陆续加入医院飞行员健康管理项目。近年来，慕名来院参观和学习医院健康管理经验的外地单位和个人达到400人次以上。青海、西藏、新疆、安徽、河北、山西、内蒙古、湖南等地的干部保健人员都与医院建立起了良好的合作关系，借鉴医院健康管理工作经验，开展干部保健工作。部分省市专门派人来学习，或邀请医院派人去指导工作。医院也在电视、电台、纸媒、网媒上广泛宣传与倡导健康生活方式理念与个性化健康管理模式，在全国范围内享有盛誉。

（赵润栓　王兆云）

17

打造百姓心中的中医名医馆

<u>北京市鼓楼中医医院</u>

北京市鼓楼中医医院"京城名医馆"建于1993年，是唯一一家经北京市中医管理局发文成立的公立性医疗机构。2012年5月12日，新馆以崭新的姿态落成于北京市鼓楼中医医院内，馆中汇聚了众多中医翘楚。为北京市东城区"国家中医药发展综合改革试验区"试验基地和首批"北京中医药文化旅游示范基地"，也是北京市健康促进示范基地。在提供基础医疗服务的同时，积极传播中医文化、介绍燕京医学的悠久历史和繁荣景象，为国内外参观者提供中医体验，为患者、辖区居民提供中医药特色鲜明的健康教育服务，已形成一个集学术交流、医疗服务、文化传播、旅游体验于一体的产业链模式。

一、诠释中医文化

名医馆以燕京医学为核心，馆内一景一物处处显示着燕京医学蓬勃发展的盛世繁荣景象。馆中建设面积约6000多平方米，一层设有"大医论道"名医雕像群、中药"燕京八景"等中医文化景区；二层设有中药装饰的景观画、万花筒、药食同源长寿墙，以及泥人张传人制作的炮制中药的微缩景观等；地下一层设有"针灸长河""罐通古今"，以及全面展示中医适宜技术诊治疾病的场景。

1. "大医论道"名医雕塑群

它以燕京地区"太医院"为背景，甄选了燕京地区医学发展史中出现过的部分中医大家，展现大医彼此探讨、求索中医大道、福泽百姓的情景。雕塑群由50位燕京地区名医组成，清晰地展现了燕京医学史中做出过杰出贡献的名医大师风采，又紧扣"京城名医馆"以古今名医为始，展现燕京医学群体的风姿风貌，集中展示燕京医学枝繁叶茂的繁荣传承景象。

2. 中药燕京八景

以中草药、复古红木雕花边框作为创作元素的"中药燕京八景"，运用不同形状、颜色的中药组合展现了燕京风情全貌，使得中医与地域文化交相辉映。在宣传燕京文化的同时中医药文化也顺势而出，一举两得。

3. 燕京医学视觉展厅

视觉展厅采用6台专业投影仪，3台相应配置PC主机联合打造震撼的视觉效果以保证视觉质量。展厅中三面墙为动态投影画面，以片段形式表现燕京医学的典型历史事件，表现燕京医学发展的恢弘气势和累累硕果。

4. 燕京名医传承谱

燕京医学名医传承谱不但直观地展现了燕京地区医学的发展盛况，还体现出燕京地区名医辈出的繁荣景象，完整地表现了燕京医学一脉相承的历史特征。

5. 洋画墙

洋画墙以形体艺术的形式，在墙上做八段锦造型，模型眼睛部位有孔洞，洞内有画面，内容为燕京医学故事、名人等。此处融合了燕京地区古老的拉洋片、万花筒等特色创意元素，以趣味性的形式展示燕京地区的医学典故，以及中药文化。

6. 药食同源长寿墙

此处画面造像均为中国传统绘画风格，人物为中国传统文化养生长寿代表人物，以此展示中药延年益寿、养生益生的功效。药屉内放置的是应季的中药，例如秋季养生养阴防燥宜喝粥，就辅以养生粥的制作方法配料。

7. 中医泥塑微景观

以微景观泥塑的手法，生动再现了燕京医学文化故事。中医采药、加工、炮制、制药过程，燕京医学治世故事以及宫廷医疗、古代药铺、拔罐、药浴、针灸、正骨等场景。

8. 针灸长河

用上万针灸金银针具扎制成日晷造型，表现的是针灸悠久的历史和几千年的生命，画面内容有十二生肖等天干地支、易经乾坤，而这些都是中国传统文化的重要组成部分，与中医紧密联系。

9. 香汤美方

中医药浴文化展示区，运用彩绘与药浴方，画面四美象征春夏秋冬四季，周身点缀金木水火土五行抽象纹样装饰，画面两侧部分是药浴方的展示。在展示药浴文化的同时，融合了中医的四时养生和五行养生文化，同时展示了药浴药汤配方。

10.“罐”通古今

以砭石、玻璃、琉璃、陶、竹、硅胶等6种材质不同大小的罐制作成编钟形式，极富趣味性。

二、工作内容

（一）以京城名医馆为载体，传播中医文化

中医药是中国的国粹，蕴含着博大精深的养生保健、防病治病理念。名医馆作为北京中医药文化旅游示范基地，以燕京医学发展为脉络展现中医药文化底蕴，传播中医药知识，进行中医药健康宣教。京城名医馆现已成为人民群众体验健康养生和养生教育培训基地。

（二）建立中医传承平台

京城名医馆已具较高的知名度，汇聚了大批国家级、北京市级的名老中医及名中医传人在此出诊，如陈文伯、余瀛鳌、王文友、梁贻俊、高忠英、王彦恒、赵恩道等，涵盖了各个学科领域。为推进名医工作站、室的继承与创新工作，名医馆已有全国名老中医专家传承工作室10个，北京市中医药“薪火传承3+3工程”工作室（站）6个，区级名中医工作室4个。名医的学术理论、学术思想、专题讲座、示范诊疗过程及手法通过录音、录像等技术手段进行全程记录，将名医的学术思想和临床经验尽可能全面、有效、真实、客观地保留。同时，工作站、室还会将名医的临床诊治经验进行系统整理，使其上升为理论、科研思路及著作，供中青年医生随时查阅、学习，使他们从中获得知识，得到启发。

（三）开展中医适宜技术推广

名医馆自建立中医适宜技术推广基地后，运用网络和微信平台承担着对基层中医适宜技术的宣传、推广工作。名医馆的LED大屏，循环播放名老中医药专家的健康讲座、卫生日宣传、慢性病防治知识，是中医健康教育宣传之地。地下一层全面展示中医适宜技术，如拔罐、针灸、正骨、药浴、熏蒸、贴敷等，在浓厚的中医文化氛围中，集治疗预防、养生保健、健康教育、文化宣传为一体，让患者和中外游客充分了解和体验中医适宜技术。

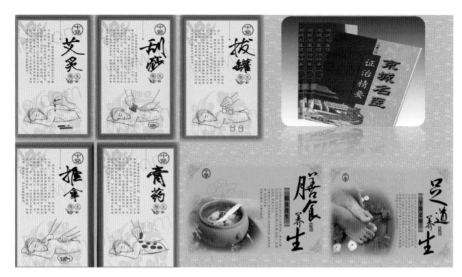

中医适宜技术推广

（四）为患者提供"一条龙"式服务

名医馆设独立的诊疗区，每个诊区设有单独的候诊小区，并配有导医人员现场为患者服务。诊室配置均为"一医一患式"，以便名医在不受干扰的环境下进行诊疗工作，并充分保护患者的隐私。凡在名医馆就诊的患者，将可得到导医咨询、挂号、就诊、检查、收费、取药、治疗及用药指导等全程"一条龙"服务；对患者实行导医护士陪同服务；以"绿色通道"对患者所需的各种检查实行快捷服务；对疑难病症实行专家集体会诊或逐步通过远程会诊中心实现国内外专家会诊；逐步实行名医预约就诊、上门就诊、健康咨询、养生指导服务等。

三、取得的成效

从开馆至今，京城名医馆已接待360多个国内外参观旅行团，共计6900多人次。每月定期组织出诊专家通过"健康大讲堂"为百姓提供健康宣教，自编自制《中医健康指导手册》系列丛书，制作并发放健康教育处方、养生药膳处方、健康小册子、折页等宣传页，累计发放30000余份，解答咨询6000余人次。编写《"京城名医馆"学术思想系列丛书》，内容涵盖中医养生保健、健康科普等方面。充分利用微信平台，开展预约、会诊、出诊、健康咨询、指导服务，为群众提供全方位、高品质、个性化、

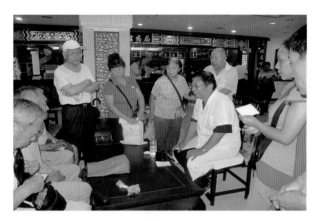

健康咨询

有特色的中医药服务。不断加强自身建设，争取早日成为北京市首屈一指的中医药文化旅游科普基地。

（耿嘉玮）

18

铺设急救科普的桥梁

北京急救医疗培训中心

一、北京急救科技馆的建设背景

（一）公众急救意识缺失

大量数据与现实案例表明北京市民普遍缺乏紧急避险的自救互救知识，以心脏骤停为例：只有不到3%的社会公众能在急症突发4分钟内进行正确的现场心肺复苏急救。同时公众对北京市急救体系运转情况缺乏了解，不知晓在危急关头有效求助医疗服务的方法，极大程度延误了得到专业急救的最佳时机。可见树立急救意识、普及急救知识、掌握急救技能、传播急救理念势在必行。

（二）市科委的重视

2009年3月，北京市科委为加强北京市科普能力建设，动员社会力量兴办科普，以落实"推进科学技术普及，提升公众科学素质"为基本要求，向社会公开征集2009年度北京市科普项目。经过近半年的角逐，北京急救科技馆项目在全市400余个科普项目中脱颖而出，作为北京市科委重点科普项目，自2009年8月开始筹建，历时一年，于2010年9月建设完成，与公众见面。

（三）建设北京市民的生命大课堂

北京急救科技馆位于北京急救中心，属于北京急救医疗培训中心，是中国第一家以急救科普为主题的公益科技馆，填补了当前国内暂无急救科普展厅的空白。北京急救医疗培训中心又创办了北京"120急救开放日""假日市民课堂"等急救公益培训活动，并免费向市民开放。

二、北京急救科技馆展区内容

（一）展区分类

北京急救科技馆策划研发了8种主题的互动模拟展项目，分别是：120急救呼叫模拟互动体验区、避险逃生互动体验区、日常意外急症互动体验区、急救操作教学体验区、急救科技前沿模拟演练区、急救文化展示区域、120急救文化留念区、急救志愿区。

（二）参观流程

市民可在急救导师的带领下，从学习正确拨打急救电话开始，树立"生存链"等科学急救观念，通过情景案例感受挽救生命的喜悦。市民还可在基础生命支持培训室内，亲身体验心肺复苏、海姆力克（排出呼吸道异物）等急救技术；在高级生命支持、创伤生命支持培训室中，与各种急救培训高新模拟人进行"亲密接触"；通过观看急救知识宣传片，了解急救技术发展史，探索急救科技发展前沿。伴随参观，市民还将获得"北京急救科技馆市民急救普及读本"——《教你急救》一书，将参观学习的急救知识与技能带回家，与亲朋好友共同分享。在"急救有我"留念区内，市民将通过有趣的体验，自助达成"驾驶急救车、身穿急救服"的愿望。参观最后，市民将在"急救志愿区"里切身体会北京急救科技馆"行动改变生活，关爱就在身边"的主题，携手努力，成为城市急救志愿服务的中坚力量。

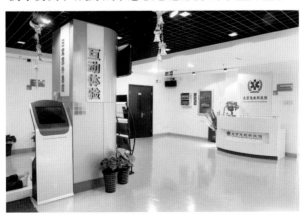

北京急救科技馆大厅

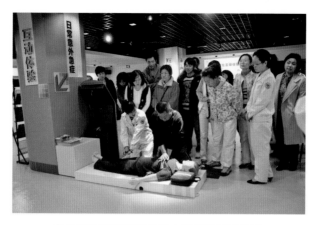

急救导师带领市民进行心肺复苏互动体验

（三）展馆详细介绍

北京急救科技馆的运作，以"提高市民急救意识"为目标，以"普及急救知识、推广急救技能，模拟互动体验"为方向，依托北京120专业力量，精心为公众打造了一个了解急救文化、学习急救知识、体验急救技能的科技平台。作为全国唯一的急救主题科普基地，北京急救科技馆根据国际先进的急救理念进行了功能区域划分，以动态、静态相结合的方式，富有创意地开发和运用超媒体技术，将先进的科普知识传播给广大受众。利用数字化的声光电手段营造模拟场景，借用互动体验站的参观模式，充分调动参观者的视听感知，结合生动新颖的互动内容，增强了急救科普教育的知识性、趣味性与参与性。设计完整的参观流程向民众传播突发事件应急避险、突发急症与意外伤害对策等急救知识，使急救文化深入人心，从而促进北京120急救事业的发展。

三、群众急救科普工作

（一）架起一座急救科普的桥梁

北京120科普类型丰富多样，广受欢迎。其中市民假日课堂、科普基地日活动、家庭护理公益活、科普旅游季、科普工作者急救培训、双百活动联盟志愿者培训都深受欢迎，这些主题丰富的活动都离不开北京急救科技馆的平台支持。

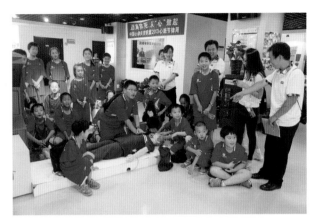

组织贫困家庭子女体验参观科技馆

　　培训中心集思广益，设计开发了诸多形式的科普活动，其形式丰富多彩，体验感强，很好地体现了急救的真实性和不确定性。培训中心致力于将国际通用的急救理念，深入浅出，创造性地结合国情，使中国民众能够正确认识、理解其内容，启发人们主动参与，有效学习，人人都成为"急救专家"。培训中心成为急救工作者与普通百姓间有益的交流平台，培养了以急救工作者、急救中心团员为主的急救科普志愿者，同时也引入了关心急救发展、积极参与科普活动的市民做为城市急救志愿者，通过人人参与，互帮互助，志愿服务的形式将急救主题深入到社会各行业之中，得到了很好的影响力。

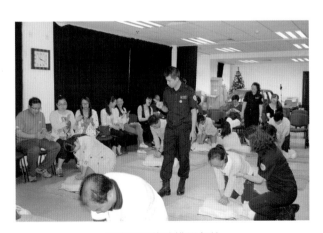

政府职工体验模拟急救

（二）动员社会参加急救科普活动

在"全国防灾减灾日"公益急救活动中，在北京市卫计委应急办的领导下，北京急救科技馆组织120急救导师团队赴海淀公园等地开展5.12地震减灾救援演练，用知识和技术为上千名群众带去急救知识。同期在急救科技馆，也举办相关主题活动普及心肺复苏，号召大家尽早预防、尽早应急，降低风险，保障生命。每年都定期开放的周末市民急救课堂，都有上千名热心市民预约课程，众多市民一座难求。对青少年儿童的应急知识教育同样也刻不容缓，孩子根据急救导师的引导与讲解，从学习拨打急救电话，了解我国、我市应急服务系统开始，逐一攻破意外伤害避险、家庭急症处理等环节。最后，在急救导师的示范下，孩子通过声光电的超媒体互动，亲身体验了心肺复苏与外伤急救。

在北京急救科技馆，市民们参观了以鸟巢为原型的城市公共事件"四台联动"沙盘，车祸救援模拟装置，学习交通伤急救与自救破拆常识。逢5月20日，连续三期企业员工来到急救科技馆，进行急救培训，其中成人及婴儿心肺复苏项目受到大家热烈欢迎。目前，北京大学医学部、海南医学院将教学基地设立在北京急救医疗培训中心，将课堂选在北京急救科技馆。大二大三的医学生定期有组织地参观北京120培训中心，了解急救院前培训体系，完成高级生命支持（心肺复苏第二阶段）体验站、高级创伤模拟学习站实践新知。

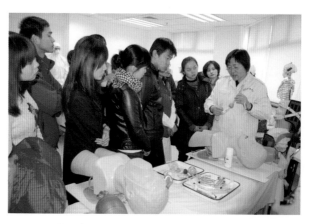

市民参观北京急救科技馆创伤模拟教室

四、工作成效

北京急救科技馆，宣传了120急救科普基地一直倡导的理念：科技改变生活，关爱就在身边。同时，架起了一座急救科普的桥梁，连接着百姓与急救工作者的心，也给更多处于急症危险的人带来生存的希望之光。

北京急救科技馆建馆6年以来，已接待近5万参观体验者，举办了各具主题，内容丰富的科普公益活动。从2010年起，连续参加"中国科技周""北京科技周"主场科普活动，利用自身急救科普资源，在科技周前后开展了多期120急救培训和公益活动。北京120急救导师在北京急救科技馆的"急救知识进社区""请到120学急救""120急救大讲堂"等各种主题科普活动现场，为学校、军队、企事业单位、几十个文体社团及近4万名社区民众讲解急救知识，普及心肺复苏和自动体外除颤技术，将北京急救科技馆配套急救科普视频与出版读物与民众分享，得到广泛好评。

（徐思勤）

19

"知己"健康　居民慢病管理的好帮手

东城区天坛社区卫生服务中心

一、开展"知己"健康管理的背景

天坛社区卫生服务中心位于天坛公园周边，辖区面积5.12平方公里，下辖天坛和前门2个街道办事处、20个社区居委会，常住人口6.3万人。

中心围绕社区卫生服务的总体思路，构建"健康有咨询、小病在社区、大病进医院、康复回社区"的全生命周期健康管理模式，为辖区居民提供连续、优质的"六位一体"健康管理服务。

现在慢性病已成为影响辖区居民健康的主要问题，为加强慢性病规范化管理，中心开展了"知己"健康管理的慢病管理活动。

二、"知己"健康管理的目的

（一）总目标

1. 将导致慢性病的不健康的饮食行为、运动不足等主要健康危险因素作为管理目标，通过"知己"健康管理，帮助患者了解和建立新的健康生活方式，成为自己健康管理者。

2. 将"知己"健康管理经验应用于慢性病患者管理，为更多慢性病患者服务。

（二）工作目标

以慢病管理和人群健康教育为切入点，注重效果评价，同时注重标本兼治，逐步开展危险因素干预和慢性病的综合防治，提升居民自我健康知识知晓率和健康行为形成率，提高居民健康素养水平。

三、"知己"健康管理的内容

中心护理组率先开展"知己"健康管理工作，并带动辖区4个社区站同时进行。以糖尿病为切入点，组建"糖尿病管理小组"，组织糖尿病患者运用"知己"健康管理手段对糖尿病进行管理，将重点工作分为健康教育讲座、合理饮食管理、有效运动管理三方面进行。

（一）健康知识讲座

1. 讲座目的

普及糖尿病相关知识，开展"知己"健康管理。

2. 讲座内容

讲座内容包括管好你的糖尿病、糖尿病患者的健康餐盘、糖尿病饮食疗法的误区及纠正、适合糖尿病患者的合理运动等一系列健康教育内容。其实，糖尿病患者血糖控制不好的最主要原因，就是患者不能很好地改变自己的不良生活习惯。通过持续开展相关讲座，患者能学到直接、有效、有针对性的健康知识，也让病人对自己的病情有了进一步明确的认识和了解，这样对自己的健康管理就会更得心应手，健康行为逐步形成。

（二）合理饮食管理

1. 以"量出为入"原则指导病人膳食摄入量

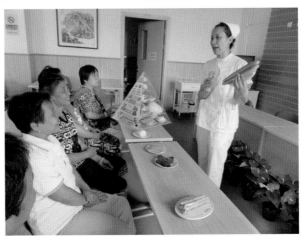

食物模具展示

通过讲座和模具展示，让病人对各种食物的基础热量、重量、交换份等有所了解，给患者不同的量化表，让患者清楚哪些食物热量高，哪些热量低，哪些是高蛋白低脂肪的食物，食用油用量怎么计算等。通过食物交换份有针对地指导病人的合理饮食。比如：一斤大白菜和10克食用油哪个热量高？没有讲课之前大家认为食用油肯定热量少。当我们把科学测得的数值告诉大家时，大家很惊讶。这种形式增强了病人的参与性，对知识的掌握也牢固了。

2. 以饮食日记做到精确管理

管理的患者还要做饮食管理日记，对于每天的饮食都要记录完整，并且结合血糖值做一个分析小结。因为食物对于每个人来说，产生热量结果都是不一样的。像白薯，有的病人听说白薯可以降低血糖值就开始吃，但是因为个体不一样，所以有的病人可以降低血糖值，有的病人就导致血糖值升高。这样做饮食日记的优势就凸显出来，病人能找到适合自己的饮食，进行控制也就相对容易了。

3. 指导患者吃出健康

在饮食管理中，我们通过饮食操作课对患者进行一对一的现场指导，让病人学会使用健康的饮食烹饪方法和食物营养搭配方法。在饮食操作课上，让患者把自己平时饮食烹饪的方法和偏好的食物都展示出来，由医生做现场点评。患者从医生的点评指导中受益匪浅，一致认为，慢性病的发生确实与不良的生活方式、不健康的饮食习惯密切相关。通过患者间的沟通、互相学习，查找自己的问题，达到同伴教育的目的。

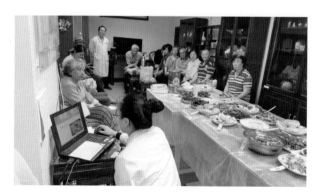

饮食操作课点评现场

（三）有效运动管理

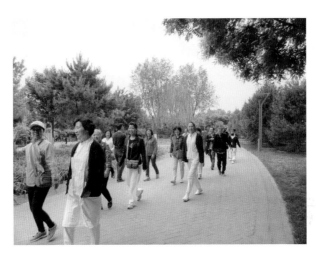

运动管理实地体验

1.为患者定制运动计划

为了让大家更好地掌握运动的速度、节律、强度，带领大家去公园体会。大家实地在公园一起走，规划好距离就开始运动，1000米（相当于公交一站地左右）的距离大家要在10分钟左右走完。在运动过程中，发现有的患者运动速度非常慢，就跟遛弯一样慢条斯理，有的病人为了显示自己的速度能力，走得非常快，运动结束以后大汗淋漓。这时指导医生就在现场有针对性地为患者指出运动中的问题，既达到有效运动的目的，又减少发生意外的风险，对日后自己的运动有了一个比较明确的标准。

2. 开展健康知识竞赛

在南海子公园，为管理小组的患者量身打造了以"预防慢病，走出健康"的健步走和健康知识竞赛。通过健步走活动让辖区慢性病患者体会到健康的生活方式对减少慢性病发生的重要意义。从而使患者真正通过建立良好的生活方式，达到防治慢性病的作用。

（四）"知己"健康管理的深入实践

随着"知己"健康管理的深入，后续又开展了肌肉训练管理。邀请国家体育总局的专家来中心指导慢性病患者进行室内运动训练。肌肉训练也是一种消耗能量运动，当机体摄取能量不能及时消耗的时候就会在机体内蓄积起来，从而导致血糖增高或血脂增高，这样就会增加慢性病发病风险，尤其是一些没有运动习惯和腿有问题的老年患者。所以把肌肉训练的方法教授给大家，让患者科学地运动起来，达到防病健身的目的。

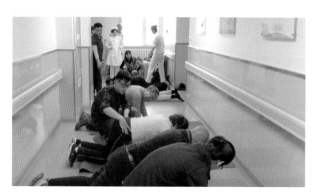

现场指导慢病患者进行肌肉训练

四、取得成效

2014年1月至2015年10月，全中心通过"知己"健康管理患者186人，其中18人失访，有效114人，61%的患者指标达标，管理获得成功。

在整个管理项目结束后，我们做了系统的、全面的病例分析。对于今后更好地开展此项工作也提供了宝贵的经验。

在患者方面，我们以演讲比赛的形式让他们对管理的过程做出反馈总结。一方面增强患者对整个管理过程的记忆，强化患者对知己健康管理的信任度。另一方面也是让患者在管理结束之后，自己总结一些经验和教训，引导其在今后的生活中还能够像在管理时一样，形成自觉的自我管理行为。

在慢病健康管理工作中，我们重点开展了慢病防治宣传、养生保健技能培训、健康素养知识讲座等形式，成立糖尿病和高血压管理小组，利用健康小屋进行血糖、血压监测，进行自我监控管理。开展了"健步走"、"弹力带操"等健康促进活动。

通过多种形式开展健康教育活动，利用运动、科学饮食等良好的生活习惯和健康的生活方式管理，配合慢性病的药物治疗，提高了患者对自身疾病的认知和控制能力，达到了共同防治疾病，提高生活健康水平的目的。

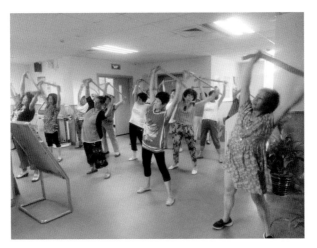

弹力带操活动现场

（王秀云　张红）

20

推广《易筋经》 养生进万家

北京市宣武中医医院

一、基本情况

（一）医院情况

北京市宣武中医医院是一所三级中医医院，其前身始建于清代光绪年间（1908年），距今已有100余年历史。一百年来有多位名老中医在此执业，厚重的中医药文化底蕴是医院的精髓所在。医院一向重视内部的健康教育及健康促进工作，在工作中充分发挥中医院的优势，紧扣中医药特色，积极宣传普及中医养生保健知识。

（二）易筋经

《易筋经》源自我国古代道家导引术，是一门历史悠久、流传广泛的中国传统养生功法，在传统养生学界享有崇高的地位。《易筋经》中"易"是变通、改换、脱换之意，"筋"指筋骨、筋膜，"经"则带有指南、法典之意。"易筋经"就是改变筋骨的方法。它的主要特点是以动为主，动静结合，内静以收心调息，外动以易筋壮骨。经常练习《易筋经》能达到理筋舒筋强筋，健身养心的功效。久练可达到调身、调息、调心三调合一的状态，是符合中医"治未病"理论思想的一种医学气功养生导引功法。

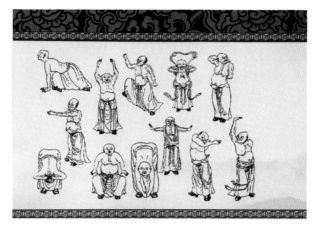

易筋经十二式图谱

二、活动内容

（一）发起活动

医院"推广'易筋经功法'"活动是由骨科赵立军主任发起的，活动至今已持续开展了6年。赵立军主任为医院骨科专家，现任北京中医药学会科普专业委员会委员、北京市"阳光长城"慢病防治微博科普专家、中华中医药学会养生康复分会常务委员、中国医学气功学会第五届理事会理事等。他自身习练"易筋经功法"多年，并在2010年组织了医院骨伤科"易筋经功法"传播团队，开始向医务人员、住院患者和社区居民讲解并传播"易筋经功法"。此举深受广大居民、患者及医务人员的欢迎。经过6年的辛勤传播，"易筋经功法"走出医院步入社会，走出北京面向全国。

选择"易筋经功法"作为医院的健康促进品牌，因其具有简便易学、操作性强和便于推广的特点，能够更好地为百姓接受。通过多年实践活动取得了很好的成果。

（二）活动目标人群

1. 对本院的医务人员进行传授，营造中医养生保健活动氛围。
2. 对来医院就诊的患者及家属进行传播。
3. 深入天桥社区中心对中心医务人员进行科普宣教。
4. 逐步到各社区居委会，对社区居民开展科普讲座。

5. 参加各种社会活动，面向广大民众推广"易筋经功法"。

6. 利用新媒体使"易筋经功法"面向更多的社会民众。

（三）活动措施

1. 每年定期在院内开展"易筋经功法"健康讲座，对本院医务人员进行传授，力求掀起全员学习、习练"易筋经功法"的活动热潮，从而营造中医养生保健氛围，提高职工的中医健康素养。地点选在医院多功能厅进行授课，在医院庭院利用中午休息时间组织职工习练。

2. 定期对社区居民、来院就诊（门诊、住院）患者及家属的开展健康大讲堂，对"易筋经功法"进行讲解、演示、教授。由医务人员组织住院患者在病区楼道、医院庭院等场所习练"易筋经功法"。

3. "易筋经功法"团队深入天桥社区中心，对中心和医院周边各个社区、街道（东经路社区、虎坊路社区、仁民路社区、天桥街道、陶然亭街道等）居民进行面对面教授。

4. 组织各级"易筋经功法"培训班，对各级医疗机构的中医医务人员举办培训班，培育师资力量，带动"易筋经功法"更广泛地传播。

5. 走向社会，积极参加各种大型中医药文化宣传活动。医院每年都参与由北京市中医药管理局举办的"北京中医药文化宣传周"活动，并在宣传周上举办"易筋经功法"讲授专场，将"易筋经功法"推向社会大众。

6. 充分利用微博微信等新媒体向公众传播"易筋经功法"。

（四）活动进展

自2010年起，"易筋经功法"项目在医院、社区开展了多种活动：开办"易筋经功法"健康大课堂、"易筋经功法"传播团队下社区、开设"易筋经功法与临床应用培训班"、参加大型公益活动、电视媒体宣传，并制作了宣传折页、中英文光盘。受众人群从医院患者及家属、职工到社区居民和广大社会群众，使"易筋经功法"从医院走向社会。

1. 2010年起每年组织院内讲座"易筋经功法"，院内医务人员掌握中医养生理论和习练方法。每年5月，"易筋经功法"团队在地坛公园的北京中医药文化宣传周上表演并教练"易筋经功法"，受众人数累计达6000人次。

2. 2011年始"易筋经功法"团队定期到天桥社区中心教授医务人员习练，社区医务人员受众人数累计达150余人次。

3. 2012年始，"易筋经功法"团队定期到永安路居委会、东经路社区、虎坊路社区、仁民路社区、天桥街道、陶然亭街道、龙泉社区、新街

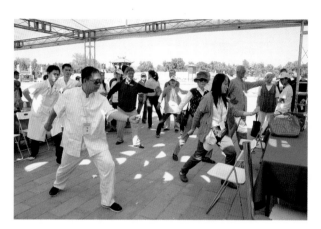

向社区居民教授"易筋经"

口社区、什刹海社区、爱民街居委会、校场口社区居委会、新华里社区服务站等,开展"易筋经功法"讲座,并现场教授社区居民"易筋经功法"累计受众人数1800余人次。

4. 2013年5月31日应邀参加为北京市西城经济科学大学暨北京西城区社区学院学员讲授"易筋经功法"。为西城区医学会举办"易筋经功法"专题讲座,受到社区医生的欢迎。

5. 自2014年 "易筋经功法"团队参加各种北京中医药文化宣传周、大型义诊周、健康宣传日等活动,在活动中表演并教练"易筋经功法",使"易筋经功法"从医院、社区的小舞台向了社会大舞台。

6. 2015年7月医院首次举办了国家级继续教育培训项目"易筋经功法"培训班。学员来自北京、上海、天津、河北、江西、浙江、甘肃等全国16个省市,学员年龄跨度从20岁到70岁,涉及从社区到三级医院等各级医疗机构的中医、骨伤、按摩及康复相关领域的医务人员及气功爱好者,受众

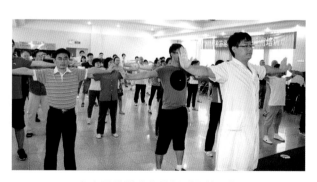

在全国培训班上教授"易筋经"

人数70人，使中医传统的保健技能"易筋经功法"传播地更为广泛。

7. 2015年10月，"易筋经功法"团队参加了在朝阳公园举办的"迎冬奥，北京外语游园会"，推广并表演"易筋经功法"，尝试让这项中医传统文化养生保健项目走出国门。

三、活动成果

2015年7月，由赵立军主任倡导的"易筋经功法"被制作成了科教光盘，由北京协和医学音像电子出版社负责发行。8月，赵立军主任代表"易筋经功法"团队受邀到安徽卫视做客"超级治疗室"节目，面向全国观众对"易筋经功法"进行了详细的讲解，传播了中医的养生保健理念。2016年5月还出版了英文版教学光盘，使"易筋经功法"走向世界。

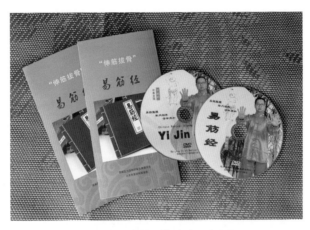

制作的"易筋经"光盘、折页

（刘玉东　包红伟）

21

建设健康主题公园　打造健康科普阵地

北京市丰台区疾病预防控制中心

一、背　　景

（一）地域基本情况

丰台区位于北京市西南部，辖区面积305.53平方公里。全区辖19个街道（地区）办事处，2个镇政府，325个社区居委会，64个行政村。截至2016年末，全区常住人口达到225.5万人，其中常住外来人口79.9万人。

（二）初步建设主题公园

为了提高丰台区居民健康素养水平，普及健康知识，让更多的居民参与健康教育行动，2014年，丰台区疾病预防控制中心（以下简称丰台区疾控中心）整合区园林局的优势资源，与六大区属公园建立了合作关系。丰台区疾控中心要求将健康促进的理念融入公园文化，通过构建健康主题公园共同开展系列健康促进活动。

二、工作开展情况

（一）公园遴选

丰台区共有24家公园，丰台区疾控中心与其中6家大型区属公园（丰台花园、莲花池公园、万芳亭公园、南苑公园、长辛店公园和北宫国家森林公园）签订协议，为其提供一定健康设施和卫生资源的保障，提供健康技术服务，将其作为健康主题公园。6所健康主题公园的创建，不仅考虑到其是具有政府暨区属公园的属性，还有以下几点原因：

1. 地理位置优势。6家公园分布均匀，兼顾东、中、西部，附近小区密布，游园群众数量较大。据不完全统计，6家公园每年接待游客量接近1100万人次，每个公园平均每天接待游客5000余人。

2. 公园自身条件。这6家公园与丰台区内其他公园相比基础设施更加完善、环境更宜人。其中莲花池公园、丰台花园和南苑公园建有完整的健康步道；丰台花园、万芳亭公园和长辛店公园设有大块电子显示屏。此外，各公园均有健康教育/科普宣传专栏，总计192块，近400平方米。通过近些年来活动的开展，6家健康主题公园实行一把手负责制，对公园健康文化氛围和内涵营造上升到了一个前所未有的高度。

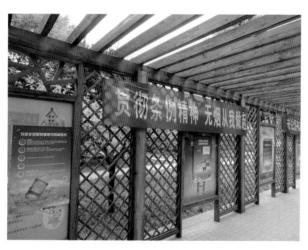

莲花池公园健康科普长廊

3. 经验丰富。近年来，6家公园配合区疾控中心开展了很多健康教育和卫生咨询活动，对于组织承办社会活动具有丰富经验。

（二）实施步骤

1. 筹划谋定

在区卫生计生委的协调下，2014年8月27日，通过联合大会，区疾控中心与区园林绿化局建立合作关系，达成健康主题公园共识。区疾控中心和各大公园领导签订长期合作协议，明确双方职责，讨论了建设的中长期目标和主要工作内容。区疾控中心每年提供项目基金6万元，即每家公园1万元用于公园的基础建设。

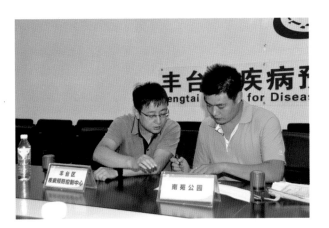

丰台疾控中心与公园签署共建协议

2. 组织架构

区疾控中心与园林绿化局双方探讨决定——成立健康主题公园领导小组。小组由区疾控中心、园林绿化局和各公园管理负责单位组成。其中由区疾控中心派出健康促进专家进行指导工作；各公园负责组织活动的正常运行，由丰台区园林绿化局和各公园办事处协同办理。同期决定健康主题公园领导小组组长由丰台区疾控中心主任担当，副组长由丰台区疾控中心书记和丰台区园林绿化局副局长共同担当。小组成员还包括：丰台区疾控中心健康教育科科长、慢病科科长、宣传科科长、营养与食品卫生科科长、水科科长、6家公园管理中心主任。

3. 职责分工

丰台区疾控中心为每个公园提供启动资金，用于健康教育宣传栏、电子屏、健康步道等基础建设的修建和完善；提供全年健康教育宣传计划，制定每月宣传主题；提供各类健康教育宣传材料（海报、挂图、折页等）及宣传板、电子屏内容等相关材料。相关人员利用微信、微博平台及时发布主题公园健康教育活动信息，推广健康主题公园活动。定期组织专家对六大公园园长和工作人员进行健康科普知识的培训，提高公园健康科普宣传队伍的健康知识素养。

公园要做到每月更换一期大型宣传栏和电子屏内容。公园需结合当月、当季的重点卫生日和卫生活动，提供活动场所配合区疾控中心开展各类健康教育主题宣传活动，利用区疾控中心提供的宣传材料自行开展宣传活动。

4. 健康教育活动形式

区疾控中心利用公园优势，比如场地开阔，风景优美，安全系数高；

游园群众多，且时间充裕，参加健康教育活动的意愿较高；受众以中老年人和家庭主妇为主，可以发挥家庭保健员的作用，实现从个人到家庭的传播；公园流动人口较多，在此宣传可以兼做流动人口的健康教育，扩大了受众类型和人数；公园均有鼓乐队、秧歌队、舞蹈队，可以利用这些资源帮助健康主题活动的开展；公园的健康步道为开展健步走活动提供了便利条件；公园配合度高，组织能力强等。这些优势为将来健康公园开展以大课堂、咨询活动和健步走（万步走）为主的健康教育活动提供了保障。

5. 多渠道发布活动信息

利用区疾控中心官网和官方微博、《丰台健康》杂志、丰台区健康教育微博、微信等多渠道，发布丰台区健康主题公园露天大课堂系列活动及

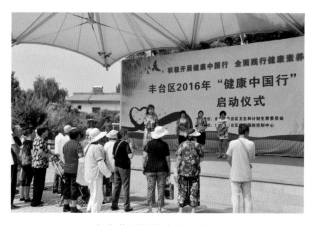

丰台花园健康中国行活动

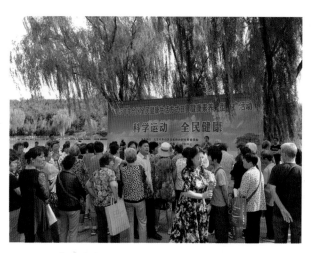

北宫国家森林公园全民健康生活方式日活动

其他健康教育活动信息。同时六大主题公园也通过公园告示、电子屏、宣传板、横幅等形式发布露天大课堂系列活动及其他健康教育活动信息，便于游园群众获取信息，及时参与。

6. 多渠道跟踪报道

利用区疾控中心官网和官方微博、《丰台健康》杂志、丰台区健康教育微博和微信等区疾控中心自管媒体，报道健康主题公园健康教育活动情况。与丰台有线电视台、北京电视台、《健康报》《劳动午报》、新浪网等主流媒体积极合作，对健康主题公园的创建和发展进行跟踪报道。两年期间共开展相关报道70余次，影响涉及16万余人次。

三、工作成果

（一）强化了健康教育能力建设

借助健康主题公园平台的持续建设和多种健康传播活动的开展，区疾控中心和区属医疗机构（共同参与健康教育活动）健康教育专兼职人员的大型活动组织协调能力、与媒体的沟通应对能力、授课科普能力和现场应对能力都得到很大的提高。同时，也提升了公园人员的健康知识水平和开展健康教育活动的意识，形成了医学专业资源与社会资源兼具的团队。

（二）健康主题公园设施不断完善

2015年，改扩建长辛店公园、南苑公园和北宫森林公园原有的健康步道，在另外3家公园各增建1条健康步道，实现每家公园至少一条健康步道的目标。此外，长辛店公园、丰台花园、莲花池公园均有1块电子屏，北宫森林公园有2块电子屏。

（三）多方受益的品牌工程

健康主题公园活动媒体曝光率增高，提升了区疾控中心和六大公园的社会形象和知名度。区委宣传部和区有线电视台将"健康主题公园"建设活动评为"丰台区值得信任的品牌活动"。

（任旭锴　李迎迎）

22

人文医学融入风湿免疫病管理

北京市石景山医院

随着人类对疾病和健康认识的不断深入，现代医学模式已从被动式、单一性、统一化转变为主动式、多样化、人性化的服务模式。人文医学模式是在医疗服务过程中充分体现重视生命价值、尊重生命形式的模式。克服传统医学模式中"只见病不见人，只懂病不懂人，只治病不治人"的缺陷。

一、探讨"人文医学模式"

风湿免疫科处理的多为慢性病，如类风湿关节炎、系统性红斑狼疮和

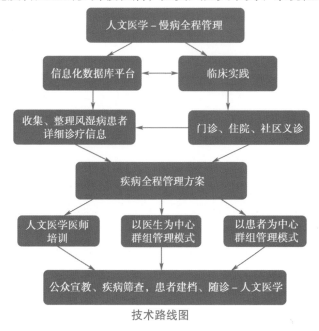

技术路线图

骨质疏松症等，需长期坚持治疗，甚至需要终身维持治疗。患者们希望医生对疾病有深入细致的了解，疾病本身也要求医生长期关注病情、定期评估及调整方案。在临床工作中，探讨如何在"人文医学模式"框架下开展医疗服务及疾病全程管理工作（详见技术路线图）。

二、工作内容

（一）医务人员"人文医学"再教育，推广规范诊治流程

石景山医院风湿免疫科在成立初期，经调研发现，社区医生对风湿免疫病和骨质疏松症缺少规范诊治。例如，对疾病分类不明、治疗药物不规范、严重骨质疏松症漏诊、对脆性骨折认识不足等。鉴于医院为区医疗中心，服务人群涉及全区及周边区域公众，流动性小，患者部分来源于周边医院和社区服务中心推荐，所以首先开展本院、周边医院及本区社区医院医务人员的培训工作，培训内容为：

1. "人文医学模式"培训。
2. 风湿免疫病专业知识培训。
3. 慢性病全程管理方案培训。
4. 专业知识继续教育课程。
5. 学术会议交流、人文医学媒体宣传。

（二）开展疾病知识宣教、义诊及患者自我管理技能培训

门诊常年进行骨健康评估咨询、应用超声筛查骨质疏松症工作。自2008年起，科室坚持定期深入社区开展疾病常识宣教。同中华医学会北京分会继续教育部、石景山区科协、多个街道办事处等机构合作，通过健康讲座、义诊、发放宣传册等多种形式进行疾病知识宣教。

正确的医疗保健知识对改善疾病预后（对疾病未来发展的病程和结局的预测）、加强患者依从性、和谐医患关系都大有益处，所以，加强患者自我管理技能培训是健康教育的重要形式。在每次宣教中应用OSTA（亚洲人骨质疏松自我筛查工具）、FRAX（骨质疏松骨折风险预测简易工具）等自评工具联合超声骨测量进行骨健康状况评估，对于筛查出的疾病高危患者，发放免费就诊卡。

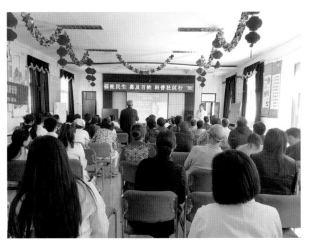

社区公众教育（风湿免疫病及骨质疏松知识宣传）

（三）人文医学模式探讨–专家患者面对面讨论会

以专家会诊结合临床病例点评形式为主，邀请国内著名风湿病专家对科室诊治典型病例、疑难病例进行现场会诊、亲自授课研讨。患者本人及家属也可参会，问诊查体，以满足多年来患者与高级专家互动的渴望，使参与者真正有所收获。通过满意调查问卷评测，活动满意度达到95%。

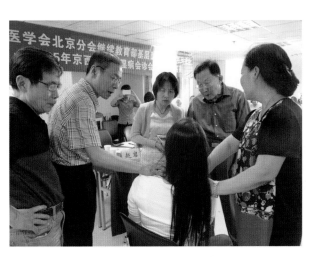

专家患者疑难病例会诊会

（四）建立数据库，开启疾病全程管理模式

近8年时间，为每位就诊患者建立健康管理档案。2011年科室主持开发V1.0版本的大型骨质疏松症数据库，其中包含3万余人的电子档案。将档案按照个体情况分为不同组群进行疾病全程管理，制定不同的随诊及治疗方案，使治疗方案个体化，以达到最佳治疗效果。

（五）探讨慢性病管理模式

改变一对一诊疗模式，集群体健康教育与个体化治疗为一体，开展人文医学群组管理模式，分以医生和以患者为中心的两种管理模式。

1. 以医生为中心的群组管理模式：医生讲解为主，通过医患互动、患者间互动，提高工作效率。这种模式接受度好，调查问卷显示满意度达90%。

2. 以患者为中心的自我管理模式：医生答疑为主，指导治疗及生活方式，患者易接受，顺应性好，依从性提升。调查问卷显示满意度达95%。

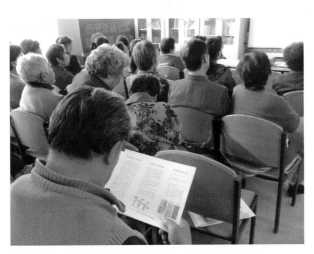

以医生为中心管理模式（患者宣教会）

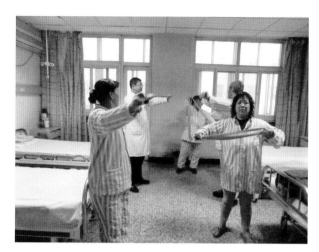

以患者为中心（医生为患者解答问题）

（六）应用现代化信息手段开展人文医学–疾病全程管理

2013年，国家卫生计生委科学技术研究所开发了集预防医学、临床医学、健康管理学、电子信息学和互联网技术于一体的数据化疾病全程管理平台。该平台为对外开放性公共服务管理平台，是前期V1.0版本的大型数据库的升级版本，为实现"建立专属健康档案—健康评估—个体化健康管理方案—专业咨询指导—跟踪辅导服务"模式奠定基础。另外，该平台可以实现跨区域转诊、会诊及异地管理。

利用平台，医生可实时掌握患者信息、诊治情况、检查结果等，及时对疾病变化做出判断及治疗调整。按组群管理的方式管理病情相近的患者，针对同类患者的共同特点发出群组信息，开展基于网络的面对面宣教。这些数据也为流行病学和预防医学研究提供了详尽的资料。

患者和家属可以通过网站了解自己的病情，如诊治和复诊时间及项目。患者还会收到平台定期发出的有关疾病常识的信息、科室开展健康宣教的通知、复诊时间和项目通知。

（七）同社区医疗服务中心建立转诊机制

社区医疗服务中心筛查出的疾病高危人群可以转诊到科室门诊优先就诊，并纳入数据库统一管理。这对提高社区医疗服务中心风湿免疫病的诊疗工作起到促进作用。

三、取得的成效

（一）骨质疏松全程健康管理相关成果

1. 成立京西地区唯一骨质疏松症专病门诊，通过疾病全程健康管理，目前骨质疏松专科门诊年就诊量近2万人次，年出院近600人次。

2. 成为原卫生部医疗质量万里行"骨质疏松症诊疗技术协作基地"和"中国老年学学会骨质疏松诊疗与研究北京西部基地"。

3. 至今承办国际临床骨测量学会（ISCD）培训会3次，共培训国际考核通过临床医师、技师300余人。与卫计委国际合作司合作科研项目——骨质疏松性骨折现状调研等。

4. 参与国际骨质疏松基金会（IOF）攻克骨折（Capture the Fracture）项目：为中国首家项目参与单位，应用数据化管理平台管理近千余骨折患者。

5. 2011年，荣获北京青年健康使者火炬行动优秀志愿服务集体。

6. 2012年，荣获医疗质量万里行骨质疏松症专题活动"润物奖""桃李争妍奖"铜奖。

7. 2013—2016年，连续4年获中国老年医学会骨质疏松委员会授予创新团队奖。

8. 2013年，由团队研究的《类风湿关节炎骨代谢研究》荣获石景山区科学技术进步奖。

（二）风湿免疫性疾病相关成果

1. 成为国家风湿病数据中心成员单位，国家高科技研究发展计划（863计划）课题"系统性红斑狼疮分子分型及个体化治疗"子课题承担单位，建立具有国际水平的大型生物样品库。

2. 在研项目：中科院、国家卫生计生委联合研究的痛风、氟骨症全基因组关联研究在中国汉族人群中的验证。类风湿关节炎规范化诊疗暨云克骨骼保护治疗的登记研究、痛风高尿酸血症患者多中心网络注册及随访研究、阿仑膦酸钠用于风湿性疾病患者防治骨质疏松和骨量减少的疗效及安全性的多中心、开放设计、单组研究。

（三）常年疾病常识宣教使北京西部地区广大群众受益

2008—2014年累计发放健康材料4万余份，免费测量骨密度2万例，建立健康档案2.5万余份，累计受益人群2.8万余人。

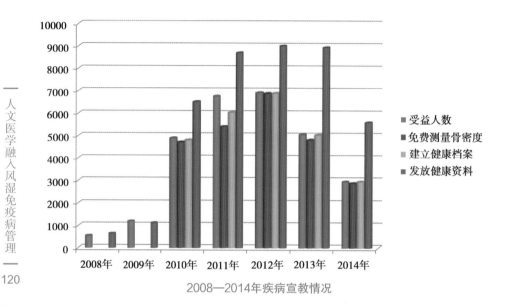

2008—2014年疾病宣教情况

（四）健康促进相关成果

1. 加强医务工作者再教育：连续7年申请市级、区级、院级系列继续教育课程，在院内、区内开展系列继续教育课程40余次。经测评，满意度均达95%以上。

2. 开展疾病知识宣教、义诊及患者自我管理技能培训：开展健康讲座、义诊200余次，发放健康宣教资料近4万余份，累计受益人数约2.8万。

3. 建立数据库，应用现代化信息手段开展以病人为中心的疾病全程管理：目前全程管理平台已管理患者3万余例。

4. 同社区医疗服务中心建立转诊机制：累计转诊百余例风湿免疫病患者。

（徐连那　董红宇）

23

流动中医院　护航健康梦

房山区中医医院

　　房山区是北京市一个山区、丘陵、平原面积各占1/3的大区，地域宽阔，交通不便，区中百余万人口大多数为农民。山区、半山区的农民群众往返到房山看一次病需要一天的时间。由于受信息限制而无法得知专家出诊时间，出来一次往往得不到良好的诊疗服务。

一、建立中医流动医院

　　2009年，中共中央、国务院向社会公布的"关于深化医药卫生体制改革的意见"，提出了"有效减轻居民就医费用负担，切实缓解'看病难、看病贵'"的近期目标，以及为群众提供"安全、有效、方便、价廉的医疗卫生服务"的长远目标。房山区中医医院以此目标为活动宗旨，以更好

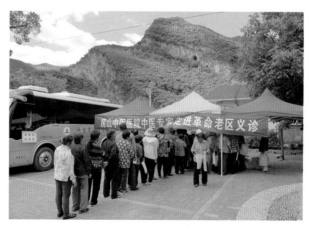

流动医院进山区

地为患者和广大市民提供健康服务为目标，结合房山区地域特点，发挥中医药"简、便、验、廉"的优势特点，建立了中医流动医院。流动医院走进山区及平原农村开展送医、送药、送健康知识等活动，服务山区群众、农村群众，守护百姓健康梦。

（一）购置物资设备，完善基础设施

医院投入241万元购置并改造了两辆大客车作为"中医流动医院"。其中一辆改装成了聚药房、收费、直报于一体的业务车，配备了常用药品和中草药饮片；车中的中药柜，可配备300多种中药饮片，250多种中成药；链接无线网络开通了农村合作医疗网上直报、即诊即报、享受一级医院的报销服务。另一辆车改装成医技检验项目车，车中配备了X光机、心电图机、超声诊断仪、常规化验项目、掌型经络仪、骨密度仪等设备，基本可满足临床辅助诊断需要，也基本上可以满足临床需要。

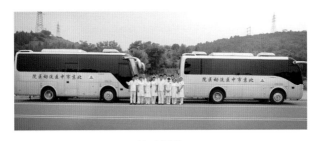

流动医院

车上携带40余块健康宣教展板及千余份健教宣传折页，内容涵盖糖尿病、高血压、慢性肝炎、恶性肿瘤、冠心病、慢性支气管炎、慢性肾炎、类风湿关节炎防治和中药煎煮常识等。

（二）规范运行程序，健全制度保障

房山区中医流动医院结合工作实际，制定了《房山区中医流动医院工作范围》《房山区中医流动医院工作流程》《房山区中医流动医院岗位职责》《房山区中医医院各科室参加流动医院下乡人员行为规范》等一系列中医流动医院日常运行制度与规范。明确流动大篷车车辆配置、巡诊轮转周期、深化入户服务、政策保障等全方位的工作标准和要求。强化人员培训力度和监督考核力度，以有效的制度保障中医流动医院更好的发挥作用。

（三）克服人员困难，组建专家队伍

为使农民不出村就能享受到三级医院专家的诊疗服务，医院在克服内部专家门诊、查房紧张的情况下，不间断地安排副主任医师以上的专家下乡进行诊疗服务。形成了一支集内、外、妇、骨、脾胃病、肾病、推拿、康复、针灸、治未病等多个科室30余人中医专家队伍。

除中医专家组外，流动医院还分别成立了健康宣教组、药房组、财务组、医保审核组、司机组、电工组、后勤保障组。每周一至周五，每天安排中医专家5～7人，同时安排健康大讲堂讲师、导医、电工，以及进行测血压、发材料、健康咨询、收费、医保审核等工作的工作人员，共计25人进行巡诊。

二、构建中医药宣教大格局，提供"治未病"服务

（一）开展健康讲座

中医流动医院多次举办健康讲座、健康科普大讲堂活动，根据"世界高血压日""世界无烟日""世界母乳喂养周"等卫生日及日常安排，不同的授课专家结合自己的医疗专长有针对性地讲解中医健康养生知识，听众还有机会在现场得到由中医专家免费提供的简便价廉的小偏方及健康养生操现场指导。

（二）举办大型健康活动

在两届"房山区中医药文化节""2015年春季北京国际长走大会"等

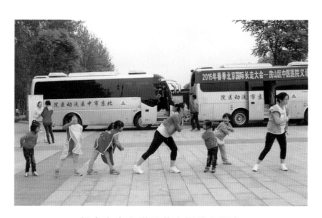

长走大会上学习养生操的小朋友

市区重大活动中，流动医院都会举办大型义诊咨询活动。为方便外省市患者看病就医，实现"弘扬国医，深入农村，惠民京畿，协同发展"的战略性中医服务理念，医院自2015年起，流动医院开展"赶大集、送健康"活动。医护人员走进长沟、张坊等大集，为来自张坊、涞水、易县等不同区域的农民群众义诊，普及中医养生知识。

（三）开展"七进工程"

除大型义诊咨询外，流动医院还开展了进社区、进家庭、进学校、进农村、进园区、进军营、进企业的"七进工程"，以此开展健康大讲堂及健康义诊咨询活动。发放《四季养生》《如何呼吸更健康》《男科疾病误区》等20余种折页，由医院健康学校的护士演练《呼吸操》《排石操》《现代五行养生操》，并为感兴趣的群众进行现场指导。药剂科人员对50余种中草药标本进行展示及药性要点解说，均受到当地百姓的热烈欢迎。

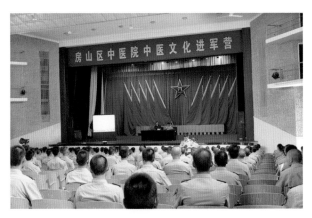

七进工程——进军营

（四）发挥党组织战斗堡垒作用，弘扬国医精神

2012年"7.21"特大洪灾给房山区中医医院带来重大损失，流动医院车辆全部损毁，而农村百姓在灾难中急切期盼着大篷车的到来。当时，医院党委一边带领全院职工积极开展自救工作，一边向全体党员发出号召：要求13个党支部，弘扬国医精神，分别组织党员深入灾区为百姓开展诊疗服务及灾后健康指导。中医流动大篷车毁了，他们就开着私家车；路断了，就徒步进入灾区，将免费的药品、细心的诊断、关爱的心理疏导带给百姓，让党旗在一个个受灾地区生辉。弘扬了德艺双馨、关爱奉献的国医精神。

三、活动成果

房山区中医流动医院自2009年建立至今，已巡诊1352个村、医疗覆盖人群130.1万人、诊治14.4万人次、解答百姓咨询37.7万余次、开展健康大讲堂412次、制作宣传板300余块、发放各种宣传材料百余种52.1万余份。

中医药在非重大传染病、慢性病的防治和老年人、妇女儿童、亚健康人群的保健，以及建立重大疾病的康复体系和卫生经济学意义上，都具有很显著的优势。2013年，北京市中医药管理局对房山区中医流动医院的做法进行了推广，列为北京市政府"折子工程"，并为7个远郊区县配备了装备齐全的中医大篷车。

中医流动医院的推广，将中医学"未病先防、既病防变、愈后防复"的主导思想和更多养生保健方法送进乡村及社区，为提高群众健康知识知晓率和健康行为形成率；为建设和谐医患关系、和谐社会做出应有的贡献。

在房山的山水间，房山中医流动医院两辆崭新的大篷车将继续载着房山中医人，在方便农民群众就医中实现强院的梦想，载着局党委提出的"在服务患者中锻炼党性"的民生工程，走进房山区人民群众的康居梦想。

（高崴巍）

24

保护乳腺健康　营造幸福生活

通州区妇幼保健院

乳腺疾病是危害女性健康的主要疾病之一。近年来，随着工作和生活节奏的加快，加之生活方式和遗传等因素的影响，乳腺疾病的发病率呈上升趋势。以乳腺癌为例，2002年北京每十万人约有30人患有乳腺癌，到2012年每十万人就有60位患者，发病率上升明显。

在健康中国的大背景下，如何让广大女性远离乳腺疾病的困扰，成为医疗保健机构的重要课题之一。为降低乳腺病发生率，提高人群健康水平，实现"两个百年"的奋斗目标，促进家庭与社会的和谐，通州区妇幼保健院以"乳腺健康，幸福生活"为主线，开展了系列健康促进活动，取得了显著成效。

一、活 动 目 标

（一）总目标

普及健康知识，降低乳腺病发病率。

（二）工作目标

1. 建立和规范辖区乳腺健康及疾病诊疗服务模式，防治并重。

2. 加强乳腺癌二级预防，做到早发现、早诊断、早治疗。

3. 完善辖区卫生系统女职工乳腺健康档案，为推进"精准医疗"和个性化服务提供依据。

4. 将活动拓展、延伸，不断提高群众健康水平，促进家庭与社会和谐，为推进"健康中国"助力。

二、活动内容

（一）活动形式

1. 每年举办"乳腺病友联谊会"。
2. 常年在"孕妇学校"开展讲座，每月两次。
3. 定期开展宣传咨询活动。
4. 充分利用新媒体平台，开展乳腺健康知识传播。
5. 建立辖区卫生系统内女职工乳腺健康档案，开展随访并逐步推广到全区。
6. 成立"乳腺专家工作室"，制定服务规范，优化流程，注重个体化指导。
7. 开设"母乳喂养咨询门诊"。
8. 创新服务模式，乳腺科医生到产科病房查房，并参与"儿童早期发展服务中心42天门诊"工作。

（二）具体活动

1. 以"乳腺健康，幸福生活"为主线，组织开展系列健康教育活动

（1）定期举办"乳腺病友联谊会"

2006年起，医院已连续10年举办"粉红丝带"乳腺病友联谊会，受众近万人，得到媒体大力宣传，影响广泛。

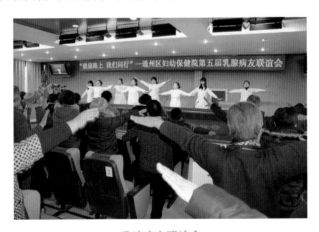

乳腺病友联谊会

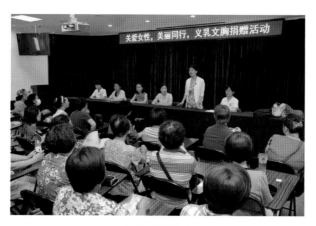

义乳捐赠活动

2014年，医院与区妇联合作，为百名患者量身定做并赠送了义乳，使她们重拾美丽信心。

（2）组织开展义诊咨询活动

充分利用健康宣传日等时机，深入乡镇、社区开展义诊咨询和健康讲座活动。2013—2015年，医院共组织相关活动30余次，受众20 000余人，发放宣传资料40 000余份。

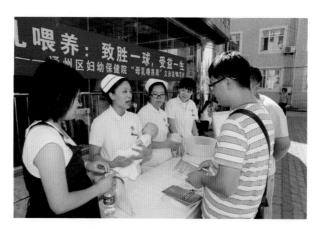

特色健康教育活动

（3）公益讲座常年坚持

在"孕妇学校"常年讲授乳腺健康知识，每月两次，每年有30 000余人次接受相关健康指导。

（4）利用新媒体开展健康教育与健康促进

开通医院网站答疑、微博、微信等，并在通州最大官网——八通网建立健康答疑板块。截至目前，已在医院网站答疑6万余条，八通网点击率高达77万余次，受到群众广泛好评。

（5）加强特殊人群的乳房健康指导

在婚检及孕检中强化育龄女性乳房检查和系统管理，将乳房检查项目从常规孕检中分离出来，改妇产科医师主检变为乳腺科医师主检，体现服务专业性。

创新服务模式。2014年起，安排乳腺科医生深入产科查房，对产妇开展一对一的乳房健康指导和哺乳期健康教育。解决乳腺问题，促进母乳喂养。

乳腺科医生每周两次到儿童早期发展服务中心参与"婴儿42天体检"工作，及时发现婴幼儿乳腺健康问题，为群众提供便捷服务。

2. 特色工作

（1）开设母乳喂养咨询门诊，强化个体健康服务

针对孕期和哺乳期妇女常见的母乳喂养和乳腺健康问题，医院创新开设了母乳喂养咨询门诊。重点向孕产妇宣传母乳喂养知识，指导解决孕期及哺乳期乳房健康问题。如乳头皲裂、急性乳腺炎、化脓性乳腺炎等等，同时建立健康档案，定期追访。2013年以来，母乳喂养咨询门诊累计服务30 000余人次，对降低乳腺疾病，促进母乳喂养发挥了积极作用。

（2）建立辖区系统内女职工乳腺健康档案

充分利用辖区妇幼保健网络平台，以健康体检为主要形式，将各医疗保健机构的女职工乳腺健康档案建立并管理起来，动态监测女职工乳房健康状况。将检测数据归纳积累为"大数据"，为扩大服务面奠定基础。目前，已为3000人建立健康档案，为服务拓展到全区奠定了基础。

（3）在全市二级医院创新成立"乳腺专家工作室"

规范服务流程，强化健康教育与疾病预防，注重个体化指导。对于疑难病症，开通会诊绿色通道，制定诊疗方案，采取初诊医师预约、专家组会诊、相关辅助检查的"三步走"快捷服务工作模式，为实现"精准治疗"和"个体化"健康指导提供了保障。

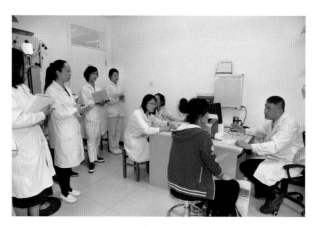

乳腺专家工作室

三、活动成效

（一）牵头成立"北京乳腺疾病防治学会预防与保健委员会"

搭建交流和学习前沿健康知识的平台，同时将乳腺保健与疾病诊治系统结合，更好地服务百姓。

（二）建立女性全周期乳腺健康"一条龙"服务体系

以婴幼儿期、少年期、青春期、育龄期（婚前、孕前、妊娠期、哺乳期）、更老年期为重点，开展全方位的乳腺保健服务，发挥保健与临床相结合的特色优势，让通州区各年龄段的女性都能享受到优质健康服务，提高人群健康水平。

（三）建立辖区女性乳腺健康档案

在全市率先建立辖区女性乳腺健康档案的。此项服务不仅可以对辖区女性乳腺健康状况进行追踪与系统管理，同时也为北京市开展乳腺保健服务提供可靠数据支持。

四、坚定信念

2016年8月，中央召开了全国卫生与健康大会，习近平总书记强调"把人民健康放在优先发展战略地位，努力全方位全周期保障人民健康"，这是推进"健康中国"战略的强劲号角，为我们指明了工作方向。在未来的工作中，通州区妇幼保健院将继续以"乳腺健康，幸福生活"为主线，积极开展各种形式的健康教育与健康促进活动，进一步降低乳腺病发生率，为提高人群健康水平，促进家庭与社会和谐，打造健康中国做出更积极的努力。

（朱永霞）

25

推广八段锦　养生又健身

北京中医医院顺义医院

　　北京中医医院顺义医院始建于1985年，位于北京市顺义区城中心，是顺义区唯一一家三级甲等中医医院，日均门诊量达3650人次。

　　根据《国家中医药管理局"十二五"中医药事业发展规划》文件精神，北京中医医院顺义医院利用中医特色优势，结合百姓健康需求，发挥区域中医龙头辐射作用，于2014年1月启动了"奉献爱心 为梦启航"护理志愿服务活动，并推广八段锦养生健身功法。2015年国务院办公厅《中医药健康服务发展规划（2015—2020年）》的出台，明确提出大力发展中医养生保健服务，推广太极拳、健身气功、导引等中医传统运动。医院将运用中医养生理念提升百姓健康水平做为重要职责，并将志愿服务活动推向高潮，成为医院品牌项目。

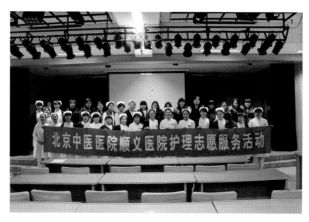

2014年八段锦养生健身功推广启动

一、活动目标和保障措施

（一）活动目标

1.普及"八段锦"养生健身功法，推广"治未病"理念。

2.打造健康促进品牌项目。

（二）保障措施

1.组织保障

（1）成立志愿服务领导小组。2014年1月，医院成立"八段锦养生健身功法"志愿服务领导小组。其中院长任组长，主管副院长任副组长，成员由护理部、医务处、宣传中心、保卫处负责人及全体护士长组成。领导小组办公室设在护理部，负责活动的组织、记录、效果评价等工作。

（2）落实活动经费。医院大力支持此项活动，批复专门的活动经费，专款专用。培训经费、调研经费及购置专业音响设备等费用均从此项经费中支出。

（3）场地和设施保障。医院将急诊楼前最开阔的停车场做为活动场地，保卫处负责预留场地和维护秩序，保证活动的顺利开展。

2.技术支持

（1）进修学习。选派护理骨干到江苏省中医院、安徽省中医院、西苑医院等国家级护理学重点专科单位学习"八段锦"养生功法理论及技法。

（2）成立专业小组。组织3名临床专家和15名护理骨干组成立养生健身功法专业小组。小组成员对八段锦的历史、功效、技法进行互相学习交流，对多版本技法进行反复研究，最终融汇提炼出适合大众、易于掌握的教习版本。

（3）规范培训。对参与"八段锦"养生健身功法项目服务的志愿者进行全员培训，经过三次规范培训并考核合格者才能进行志愿服务。

二、活动开展情况

（一）需求调查

活动之初，参与练习的患者人数较少，为了保障项目顺利开展，护理部对患者和家属进行了"八段锦"养生健身功法认知度和需求度的调查。调查结果显示：85%的患者和家属不了解什么是"八段锦"，99%的患者和家属自己或身边的人没有练过"八段锦"，82%的患者和家属在了解"八段锦"后有意愿参与"八段锦"功法的练习。

（二）项目推广

1. 图册宣传

针对患者和家属存在的问题，医院印制了"八段锦"宣传图册。图册中详细介绍了"八段锦"传统养生功法的图解及机制，对医院开展练习的时间和地点也做出了明确说明。图册在门诊、病房和活动现场均有发放，鼓励大家参与练习。

2. 体验指导

每天早上7：00—7：45，是"八段锦"传统养生功法练习时间，医务人员鼓励患者及家属到活动现场进行体验。期间有专业的志愿者进行动作指导，运用示范教学和个性化指导的教学方式，提高受众参与热情和兴趣。

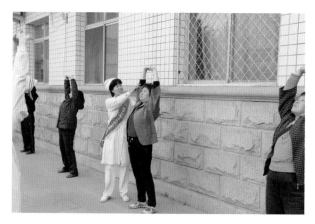

志愿者正在为患者纠正动作

3. 大型活动展示

2014年的护士节，医院隆重举办中医养生健身推广活动，以比赛和表演形式向广大医护人员、来院患者及家属展示了"八段锦"中医养生健身功法。比赛中，医院6支代表队及特邀嘉宾——患者表演队分别进行"八段锦"表演，患者们精彩的表演更是将活动推向了高潮，并向观众们展示了练习"八段锦"带给她们的愉悦与健康。

（三）回馈志愿者，评选"养生舒心天使"

护理志愿团队在繁忙的工作之余利用休息时间进行志愿服务，她们无私奉献、不求回报的优秀品德得到了各方的肯定。于2014年医院共计评选出"养生舒心天使"33名。

三、取得成效

（一）受众行为转变

不论是院内还是院外，中心街区还是老百姓茶余饭后的活动场所，总能听到"八段锦"悠扬的音乐声响起，练习"八段锦"健身治未病的行为已经在顺义区普及推广。护理部对活动开展情况也进行了评价分析。统计显示，"八段锦养生健身功法推广"活动开展至今，医院志愿者参与人数达到189人，发放图册1.3万余册，院内练习人数从5~8人/日上升到15~30人/日，累计受益患者及家属9298人次，在全区范围内受益人数约两万人。护理部制定了"八段锦"功法的效果评价量表，针对"八段锦"养生功法的作用进行跟踪统计，以促进今后的工作开展。

（二）影响力从医院辐射到辖区

"八段锦"中医养生健身功法练习活动从停车场扩大到病房区、北院区；从院内延伸到龙湾屯五彩浅山健康服务部、北京临空经济核心区。医院志愿团队还受社区及企业等机构邀请，带领社区居民和公司员工开展"八段锦"工间操健身活动。医院以开展 "八段锦"养生健身功法志愿服务为契机，将健康理念和技能传播至医联体单位，进而推广至各乡镇卫生院及居民公共健身场所。不仅要让来院诊疗的患者及家属受益，更要让健康理念影响全区百姓。《八段锦养生健身功法项目》获得同行认可，北京中医医院顺义医院在进行三级甲等中医院评审中，各级领导专家来院指导，均对"八段锦"养生健身功法的开展及推行给予认可。

（三）初步形成服务品牌

"八段锦养生健身功法推广"项目因影响力大、辐射面广、老少皆宜等特点，已成为医院的服务品牌项目，并得到了媒体的广泛关注，在顺义电视台、顺义时讯等媒介机构多次被宣传报道。

（耿秀莘）

26

众人拾柴火焰高　健康减重十万斤

北京市顺义区疾病预防控制中心

一、健康减重行动的背景

在慢性病的众多危险因素中，肥胖以"患病率高、并发症多、危害性重"等特点被世界卫生组织认定为影响健康的第五大危险因素。2014年社区诊断结果显示：顺义区18岁以上成年人超重率为37.6%，肥胖率为26.6%，超重肥胖合计达到64.2%，高于北京市平均值近7个百分点。其中30～60岁职业人群超重肥胖率高达71.9%。为此，顺义区健康促进工作委员会（以下简称区健促委）于2015年8月～2016年2月，在全区开展基于机关企事业单位职业人群为主的"全民总动员，健康减重十万斤"专项行动。顺义区疾病预防控制中心作为技术支持部门，旨在通过系统的知识宣传、行为干预，让辖区居民进一步了解超重、肥胖的危害，进而关注自身体重，培养吃动平衡的健康生活方式。

二、健康减重行动的实施

（一）政府主导，部门合作

区健促委制定下发《顺义区全民总动员，健康减重十万斤专项行动方案》，明确区健促委主办，区委宣传部、区总工会、区妇女联合会、共青团顺义区委员会、区卫生和计划生育委员会、区体育局、区教育委员会承办，其他委办局、乡镇街道、经济功能区、区属企业参与的组织机构，明确"政府主导、部门合作、专业指导、全社会参与"的工作机制。

顺义区健康促进工作委员会文件

顺健促委发〔2015〕5 号

顺义区健康促进工作委员会
关于开展"全民总动员，健康减重 10 万斤"
专项行动的通知

区健促委各成员单位：

近年来，随着经济社会发展和生活水平的提高，人们的生活方式发生了很大变化，导致高血压、糖尿病、血脂异常、恶性肿瘤等慢性非传染性疾病（以下简称慢病）患病率居高不下。在慢病的众多危险因素中，体重超重、肥胖是一个十分重要的危险因素，被世界卫生组织列为导致疾病负担的十大危险因素之一。2014 年数据表明，顺义区 18 岁以上成年人超重率为 37.6%，肥胖率为 26.6%，超重肥胖合计达到 64.2%。

为有效控制超重、肥胖的高发现状，结合国家慢性病综合防控示范区创建工作要求，区健康促进工作委员会决定在 2015 年 8 月-2016 年 2 月开展"全民总动员，健康减重 10 万斤"活动，制订了《顺义区"全民总动员，健康减重 10 万斤"行动方案》，

— 1 —

专项行动通知

（二）精准定位目标人群，加强组织协调、宣传动员

1. 组织动员

职业人群相对稳定，文化程度较高，更容易通过组织动员的手段号召

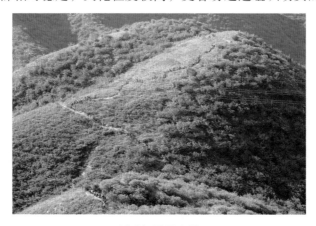

活动场地及人员

其参与，依从性好。因此，将此次健康干预重点人群定位为机关、企事业单位职业人群。同时提出区公安分局、区法院、区检察院等8家单位职工参与率应在60%以上，其他机关事业单位、区属大型企业职工参与率要达到30%以上的约束性指标，为保证参与人数奠定了基础。

2. 媒体宣传

在组织动员的基础上，由区委宣传部牵头召开辖区主流媒体、主要自媒体参加的宣传工作协调会，借助电视、广播、报纸，利用辖区大型LED屏、公交车站灯箱、地下通道灯箱、公交车身、楼宇电梯间广告等开展全方位、立体式宣传动员。同时举办工作启动会、总结会，邀请新华社、北京电视台、健康报等30余家媒体代表参加并对活动进行宣传报道，扩大活动影响力。

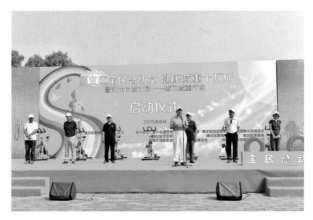

主管区长参加启动仪式

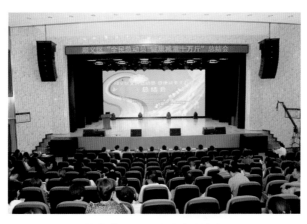

健康减重十万斤活动总结会

（三）建立微信平台，组建专家团队

借助"北京顺义健康教育"微信平台，开发了"健康减重"线上报名、饮食、运动、体重数据回报、积分管理、排名激励、微社区互动、交流等模块，方便活动报名及互动。同时由北京市健康教育所刘秀荣所长、北京大学第三医院营养生化研究室常翠青主任、艾华博士，北京大学人民医院内分泌科蔡晓凌博士等组成的专家团队展开在线咨询。这些保证了整个行动的顺利实施和活动实效。

（四）加强培训督导，保证工作落实

为保证数据的科学性及准确性，组建由各医疗机构专业人员，机关、企事业单位职工组成的180余人的健康体重管理员队伍，负责报名人员的身高、体重、腰围等数据采集。疾控中心统一培训，并配发了体重秤、腰围尺。同时，将该项工作列入各机关企事业单位年终考核和慢病综合防治示范区创建考核。在报名期间，定期向各单位反馈报名参与情况，适时组织现场督导，保证工作落实。

三、干预措施到位，激励机制健全

（一）开展减重相关知识宣传普及

活动期间，通过"北京顺义健康教育"微信平台推送相关知识210篇，3620人参与微社区讨论，发帖2万余条；14 576人通过微信向专家在线咨询，提出问题2.8万余个，专家选取了270个有代表性的问题推出专家答疑18期。另外有8200余人通过微信平台定期汇报体重、饮食、运动相关数据，对减重情况进行自评估。

（二）开展丰富多彩的线下活动

借助启动仪式，开展奥林匹克水上公园健步走活动。组织"徒步舞彩，走向健康"大型健康长走活动。另外组织免费打羽毛球、健身俱乐部免费健身锻炼、知识共享会等线下活动10期，累计参与人数3000余人次。

（三）适当进行激励 调动参与者积极性

在设置最终奖项[综合考虑减重绝对数、减重比例、减重后BMI（体质

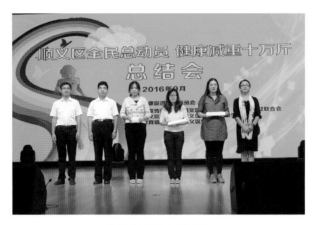

为优秀减重人员颁奖

指数）是否正常]，同时利用新媒体方便、快捷互动性好的特点组织参与者进行线上有奖问答，根据线上活跃程度实行积分制，每月进行积分奖励。兼顾减重参与的过程与结果，尽最大可能发挥激励作用，提升参与者积极性。

四、行动成效

（一）报名参与情况

全区报名参与18 935人次，其中134个机关、企事业单位报名参与15 818人次，其他社会人员自愿报名3117人次。有效报名人数（采集到两次数据者）为15 397人次，有效报名率81.32%，其中共有24个单位有效报名参与率在50%以上。

（二）减重效果

15 397人共计减重30 729公斤，人均减重2.0公斤。其中12 750人（82.81%）体重降低，1322人（8.59%）体重未变化，1325人（8.60%）体重增加。超重肥胖率由减重前的61.65%降至减重后的53.91%，其中男性由减重前的80.23%降至减重后的73.80%；女性由减重前的49.56%降至减重后的40.96%，女性减重效果好于男性。

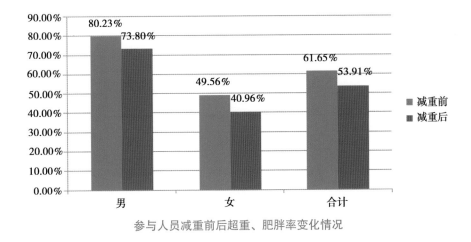

参与人员减重前后超重、肥胖率变化情况

（三）探索出创新性工作模式

此次活动历时7个月，是顺义区疾病预防控制中心首次借助新媒体平台，发挥各部门联动，采取线上、线下相结合开展健康促进行动的新尝试，得到了公众的积极响应和参与。同时在参与者的带动下，辐射至家庭乃至全区，营造了"人人关注体重、人人控制体重"的良好社会氛围，取得了很好的工作成效。整个活动的模式与内容也是对健康传播、健康干预模式创新的积极探索与有效实践，为今后在顺义区开展慢性病干预和健康促进工作积累了宝贵的工作经验。

（何朝　赵莹颖）

27

创办健康生活手册 引领居民新观念

大兴区亦庄医院

一、背　景

（一）医院基本情况

亦庄医院是北京市大兴区卫生计生委下属的一家社区卫生服务中心。医院设有内、外、妇、中医、口腔、五官、眼科、社区站及检验、影像、超声等科室，拥有床位69张，卫技人员331人。医院以居民的卫生服务需求为导向，合理使用社区资源和适宜技术，为居民提供有效、经济、方便、综合、连续的集医疗、预防、保健、康复、健康教育、计划生育技术指导为一体的健康服务。

（二）健康期刊孕育而生

为了不断提高辖区居民的健康素养和自我保健能力，亦庄医院通过多种途径开展健康教育工作。2013年，在原有健康大课堂、宣传展板海报、宣传折页、健康处方等传播形式的基础上，创办了《新亦庄 新观念 新生活 健康生活手册》期刊。为辖区居民获得科学、权威的健康知识增设了新渠道，以满足大众对健康知识的需求。

二、期刊创办情况

（一）政府支持

2013年，在亦庄镇政府的领导与支持下，经过多次研究、讨论、调研，决定由政府出资、亦庄医院主办，创办《新亦庄 新观念 新生活 健康生活手册》内部发行月刊。月刊面向全镇居民发放，为辖区居民掌握健康知识，改变不良生活习惯提供支持，现已成为大兴区唯一一本在镇政府支持下由基层单位创办的刊物。

（二）专家团队支撑

编委会由全国一流的医疗保健专家组成，包括心内科、心外科、内分泌科、神经内科、神经外科、呼吸内科、消化内科、消化外科、胸外科、肝胆外科、肝胆内科、运动医学、妇产科、外科、、骨科、泌尿外科、眼科、耳鼻喉科、肿瘤、营养、中医、心理等专业。

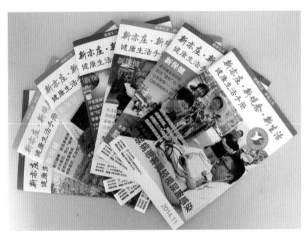

《亦庄健康生活手册》

三、期刊特点及内容

（一）刊物特点

1.方便携带阅读

刊物突破了传统、常规的大开本、多页码、版式密、文章长等设计形式。立意创新选用了小开本32开、少页码、版式新颖、图文相间的设计版本，方便读者阅读和携带。期刊文章篇幅短且精，篇篇知识要点突出且明确，图文并茂、设计精美。此种设计是特别针对刊物唯一读者群的工作和生活特性、轻松阅读和快速学习的心理需求而设计的。

2. 内容科学权威

《新亦庄 新观念 新生活 健康生活手册》月刊秉承"月月是精品、期期有重点、篇篇是原创"的原则，由洪昭光教授牵头的专家团队能坚决做到不跟风、不下载、不转载，并且所提供稿件质量高，月刊中的科普稿件都是由权威机构的专家、国家卫生计生委健康教育专家独家原创，确保了该刊物的原创性、科学性、权威性。

3. 选题贴近生活

期刊在保证科学性的同时，选题还要注重生活化，抓住读者群普遍存在的健康风险、高发疾病等热点问题，出版相应专题的专刊。做到趣味性强、针对性强、易于理解，涵盖内容多样的，能为百姓答疑解惑解决实际健康问题的优秀期刊。

（二）期刊内容

杂志分为3个部分，封面、正文和封底。

1. 封面封底。主要介绍医院近期动态、卫生政策。如免费叶酸发放、全科诊疗预约、免费孕检、基本公共卫生服务内容等实时消息。

2. 正文部分。包括10项栏目内容：时蔬集萃、本期关注、疾病预防、膳食保健、科学运动、健康体检、生活导航、安全用药、四季养生、心灵驿站。

（1）时蔬集萃，主要介绍时令蔬菜的营养功效、饮食宜忌、选购秘诀及厨房妙招等内容。

（2）本期关注，主要介绍季节性常见疾病的识别、预防、急救措施等内容。

（3）疾病预防，主要介绍高血压、糖尿病、冠心病、口腔疾病等疾病的病因、预防、治疗及注意事项等内容。

（4）膳食保健，主要介绍各种营养素的科学摄入、食疗方法、日常食品的营养功效等内容。

（5）科学运动，主要介绍科学运动的基本原则、运动与疾病的关系、运动的误区等内容。

（6）健康体检，主要介绍体检前的准备工作、如何自测血压血糖、体检常见结果异常分析及注意事项等内容。

（7）生活导航，主要介绍生活中的常用生活用品如洗衣粉、筷子等的使用小常识。

（8）安全用药，主要介绍用药安全指南、家庭常备药、中成药的使用小常识、科学用药基本原则等内容。

（9）四季养生，主要介绍四季二十四节气的进补须知、饮食养生、穿衣养生等内容。

（10）心灵驿站，主要刊登心灵美文，帮助居民群众进行心理调节，建立良好心态。

四、期刊发放

（一）刊物覆盖人群

亦庄镇常住居民。

（二）发放形式

居委会责成楼门长入户发放，保证每月每户一本。

（三）读者互动

2016年是期刊问世的第四年，自2015年4月开始，医院就开展了《健康生活手册》集齐印花兑换礼品活动，活动每半年举行一次兑换奖品行动，剪下右下角印有"剪角"标记的纸张，连续集齐6期手册"剪角"，并答对一道涉及手册内容的问题后，即可兑换相应礼品。

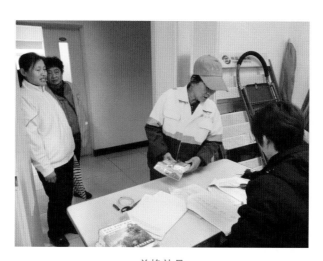

兑换礼品

五、取得成效

（一）发放数量

随着国家健康教育工作的深入和基本公共卫生项目的开展。刊物为顺应发展响应国家政策，开始走进社区、面向群众，扩大刊物覆盖面，让基层百姓受益。从2013年9月开始至今，健康生活手册发放覆盖17个居委会，共计发放52.8万册。

（二）读者感言

《新亦庄 新观念 新生活 健康生活手册》解决了居民对健康信息选择苦恼的困境，为居民群众提供了充足的健康知识养分。有读者在留言中写到："现有的健康刊物种类繁多，而适合阅读、权威性强并具备针对性的刊物却较少，《新亦庄 新观念 新生活 健康生活手册》刊物独树一帜、设计独特、知识权威，工作闲暇之余轻松阅读、出差旅途之中携带方便，现已成为了我们的随身刊，枕边书，实现时时健康指导、日日保健顾问"。

（姚丹）

建立健康行为 创造快乐生活

昌平区北七家社区卫生服务中心

一、背 景

（一）居民生活背景

北七家镇地处昌平区东南部，占地面积56.83平方公里，辖区内有37个生活小区（18个居委会）、19个行政村，地区常住居民人口34万余人。近年来，随着北七家镇经济的快速发展，人们的生活水平显著提高，很多家庭在食物的选择上偏向于高脂肪、高能量、高盐分，而忽略了膳食营养的均衡。同时，由于工作繁忙、不良生活习惯等因素，也往往忽略了正常的体育锻炼，从而导致了"多吃、少动"的不平衡状态。

（二）不良生活方式的危害

据相关数据统计，人们所患疾病中有45%与不良生活方式有关，死亡因素中有60%与不良生活方式有关。当前，以慢性非传染性疾病为代表的病症已成为严重威胁人类健康的杀手。因此，引导社区居民及早认识这些问题、选择健康生活方式、有效控制不良影响，显得尤为重要。

（三）选定重点人群

北七家社区卫生服务中心在开展"家庭保健员培训"和"慢性病管理"活动过程中发现家庭主妇在家庭中意义重大。其主管着全家人的衣食住行，她的生活方式映射着这个家庭的生活方式，因此教好家庭主妇，就相当于教好了一家人。于是，服务中心在辖区内大力宣传，积极与各村、居委会召开协调会，由各村、居委会帮助选拔热爱生活、愿意提高自身健康素养的居民作为培训对象。从饮食、运动、居家、情绪等与健康的关系为内容，组织开展"健康方式 快乐生活"为主题的健康促进大讲堂活动，目的是让每个主妇都成为健康生活的"专家"，让每个家庭都拥有健康、幸福的高品质生活。

二、活动内容

（一）精心制作培训课件

2013年起，服务中心成立宣讲小组，以党支部引领，党员干部共同参与，对辖区内家庭主妇进行问卷调查。研究考量调查结果并结合社区环境、居民知识水平，制作"健康方式 快乐生活"培训课件。初步完成后宣讲小组成员先向中心全体职工试讲，结合职工反馈意见修改课件，最终将培训课件编印成册向居民免费发放。2013年7月，服务中心正式开展"健康方式 快乐生活"主题宣教活动。

（二）构建"多元化"培训体系

活动以问卷调查、义诊咨询、健康讲堂、居家指导、强化干预等形式多方面开展。健康讲堂授课内容着重从"合理膳食指导""健身运动指导""家庭成员情绪管理""生活小百科"等方面进行。授课过程中讲师不但多次邀请听众进行互动、纠正听众朋友的不良生活习惯，还在课堂后期耐心解答观众提出的问题，帮助其树立健康理念，让每个家庭都养成健康的生活习惯。

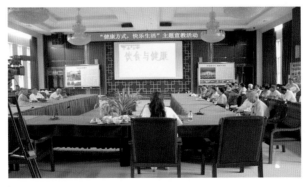

"健康方式 快乐生活"健康教育讲座

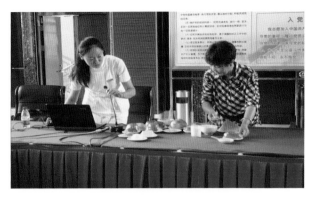

引导居民搭建食物营养金字塔

（三）多措并举提高健康水平

　　授课期间，宣讲小组成员还会不定期的入户进行健康生活方式技能掌握情况进行调查和指导工作，帮助家庭改变不良的生活方式。课程结束后，中心医务人员会再次对授课居民进行问卷调查，调查对知识的掌握情况，并按月、季度进行干预随访和入户评估。

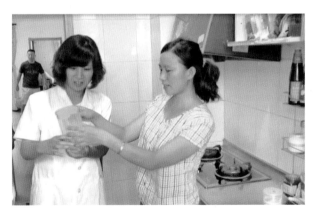

入户对居民进行健康指导

三、取得成效

（一）健康知识知晓率和健康行为能力

　　截止到2016年5月，中心共培养了987名家庭主妇影响家庭上千家。培训结束后，中心对被培训人员以及家庭成员进行再次问卷调查，结果显示辖区内居民健康知识知晓率和健康行为能力显著提高：干预后，青少年的健康知识知晓率由56%提高到82%，中年人的健康知晓率由48%提高到64%，老年人的健康知识率由38%提高到62%。低盐少油、适量运动、作息规律、两案两刀、生熟分开、戒烟限酒等健康生活行为逐步形成。

表1　健康知识知晓率调查

年龄组	干预前				干预后			
	调查人数	题数	合格	知晓率	调查人数	题数	合格	知晓率
青年	302	39	22	56%	302	39	32	82%
中年	387	39	19	48%	387	39	25	64%
老年	298	39	15	38%	298	39	24	62%

表2　居家健康技能掌握情况

	干预前掌握率 %	干预后掌握率 %
冰箱保存食品的正确观点	23.3	69.8
食品过期的正确处理方法	38.4	85.5
清洗蔬菜水果的正确方法	20.3	53.3
生、熟两套刀板分开使用	65.2	87.2
家中饭菜选择、营养搭配	43.7	72.4
家庭成员毛巾定期更换	45.5	68.2
家庭成员牙刷定期更换	53.6	83.4
家中卫生间的清洁处理	43.5	65.1
居室开窗通风情况	85.6	90.4
室内绿色植物选择	22.5	42.1
家庭成员血压定期监测率	23.4	38.2
家庭成员健康体检率	44.8	58.2
综合掌握率	35.01	66.32

四、展　望

　　社区卫生服务中心的"健康方式　快乐生活"宣教活动模式是可行且有效的。参加培训的居民对"食盐量""运动量""烟酒量"和"情绪控制"等知识问题的回答正确率有了很大提高，但对于行为形成率没有达到预期的效果，虽然大家都知道健康行为有益于身体健康，但由于是多年来养成的生活习惯，很难在短时间内改变。在接下来的工作当中，我们会更加努力地把"健康方式　快乐生活"主题活动深化下去，当好居民健康的守门人。

（刘雯雯）

29

"六进"模式 助力山区健康教育

怀柔区琉璃庙镇社区卫生服务中心

琉璃庙镇地处怀柔北部深山区，全镇总面积225.36平方公里，共有25个行政村，69个自然村，服务半径35公里，辖区常住人口5068人。其中，65以上1359人；镇中有一所小学，有学生78人；内有社区卫生服务中心1个，现有职工37人；社区卫生服务站1个，村卫生室20个，乡村医生19名。因地理、交通、人员因素等多方面条件制约，健康教育工作开展难度很大，因此，怀柔区琉璃庙镇社区卫生服务中心采取"六进"模式助推健康教育工作。

一、"六进"模式工作内容

（一）工作思路

自2014年，怀柔区琉璃庙镇卫生服务中心开始实行健康教育"六进"模式——健康教育"进医院、进社区、进集市、进机关、进学校、进工地"。通过采取针对不同地点不同人群开展分类、分形式的宣传，发挥知识宣传针对性强、传播速度快、覆盖面广的特点，让受众人群更容易接受健康信息。2015年底，中心已基本实现健康知识全覆盖的工作目标。

（二）活动意义

通过"六进"模式，旨在将健康教育、健康促进工作做得更扎实，为越来越多的辖区居民提供了更多健康教育服务，预防疾病发生，促进健康，并充分发挥社区医务工作者的热情与作用，让健康教育工作落地，最终进入老百姓的心里。

二、"六进"模式具体做法

（一）进医院

在卫生院的健康教育活动室，结合不同宣传日，每月为卫生院医务人员及来中心就诊患者安排1次主题宣传活动。针对医务人员及就诊村民，开展健康宣传教育或健康技能培训，提高医务人员自身技能水平及理论知识水平，在今后工作中广泛应用；对就诊村民进行健康知识宣传，分发宣传材料，开展个性化健康指导，针对性强。

1.加强医务人员培训，提高健康素养

通过开展健康促进医院理念、师资演讲技巧、影像摄影、标准课件、新媒体技术等内容培训，切实提高医务人员自身水平，为开展健康教育工作打下良好基础。

2.加强医院环境建设

通过在大厅设立咨询台，建立医院宣传阵地；设立健康小屋普及慢病知识；楼梯间安装宣传板，普及宣传口号；大厅播放音响资料等多种形式，营造良好宣传氛围。医务人员在大厅普及健康知识，也方便就诊患者倾听和学习。

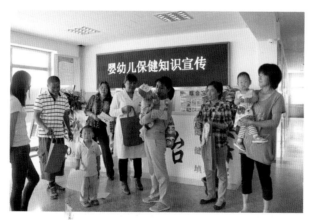

中心开展健康教育进医院活动

3.利用新媒体技术微博、微信普及健康知识

卫生服务中心创建官方微博，每日发布健康知识，累计发布微博9669

条，现有粉丝1031人；同时创建"琉璃园地"微信群，每日固定时间发布健康小知识，提高广大网友的健康知识水平。

（二）进社区

利用琉璃庙镇辖区内诸多村委会进行宣传，社区卫生服务中心每月结合"健康大课堂"活动安排表，定期到辖区村委会、村民家中开展健康教育主题活动，为使社区的"健康教育大课堂"讲座更贴切百姓，讲座地点就安排在村民家中、活动广场等场所。除健康教育大课堂形式外，中心也结合巡诊、微课堂等各种形式的宣传活动，发放宣传材料，让村民更容易接受，便于掌握，效果也更好。

1. 大课堂进社区，村民积极参与

结合每村每年6次课的基础，按照前期制定的讲座计划表针对辖区百姓开展健康教育讲座，传播疾病防治知识，提高辖区百姓健康知识水平。

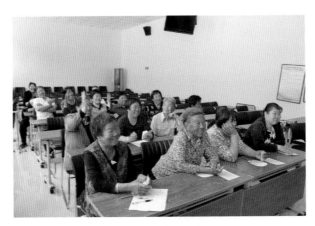

辖区村开展健康大课堂

2. 微课堂

微课堂与大讲堂不同，其一次只传播1～2个知识点，内容少而精，科普形式更为活泼。例如高血压讲座，主要告知百姓高血压的血压值，在哪个值就是高血压；在下次再讲课时，通过"我问你答"的形式强化居民记忆。此活动形式不受场地限制，可在街边、可在广场，有居民的地方，聚集在一起，就可以传播健康知识要点。

3. 与日常工作相结合

结合下乡巡诊，为老年人体检，开展健康教育进社区活动。通过巡诊工作，对村民需求进行简短的健康知识传播。结合糖尿病同伴教育小组活动、高血压自我管理小组活动，对慢性病患者开展一对一慢病干预宣传，普及并发症预防知识，效果颇佳。

（三）进集市

利用集市人口多和流动性大的特点，以集市为宣传阵地，将集市日定为宣传日，每月定期到集市开展健康教育活动。如在琉璃庙镇安洲坝村集市，社区服务中心定期组织开展宣传活动，对辖区村民开展传染病、慢性病防治知识宣传，以咨询、义诊、发放宣传材料为主要宣传形式。

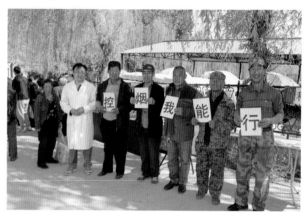

医务人员与集市村民开展控烟宣传活动

（四）进机关

针对机关单位工作人员久坐不动等情况，社区服务中心特别制定了宣传计划表。每季度的20号定期到琉璃庙镇机关单位（镇政府、派出所）开展健康教育，包括颈椎病、慢性病防治等知识讲座，发放宣传材料，普及健康知识，提高机关工作人员自身素质。

（五）进学校

每月利用学校健康大课堂时间为在校学生开展健康教育工作。针对学生正是行为习惯养成时期的特点，在琉璃庙镇中学小学开展传染病、肥胖、口腔保健、眼保健、心理健康知识宣传，改变学生不良生活习惯。同时让健康知识进班级，形成"小课堂"，深受学生喜爱。

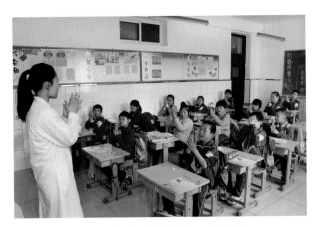

中心医务人员带领学生正确洗手

（六）进工地

　　每季度25日定期到琉璃庙镇工地为工地流动人口开展健康教育。工地流动人口多、流动性大，针对此特点中心开展性病、艾滋病防治、慢性病防治、其他传染病防治知识健康教育，分发宣传材料，普及健康知识，促进流动人口人群健康。

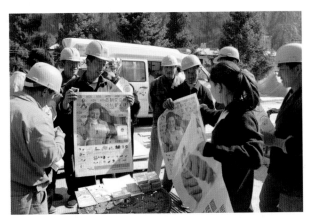

中心医务人员来到工地开展性病、艾滋病宣传

三、取得成效

2013年至2016年，"六进"模式健康教育活动累及举办健康讲座681

场，受益32551人次，咨询1315人；举办各类宣传活动70次，受益17127人次，咨询1130人；发放宣传材料66058份。活动形式的多样性，提高村民参与积极性，使得参与人数逐年递增。

同时，结合不同人群身体素质，"六进"模式开展有计划、有针对性地健康教育宣传活动。结合下发自制宣传材料、义诊咨询、用药指导等，使居民更直观地接受更多的健康知识，进一步提高辖区居民满意度、提高居民自我保健意识，促进社区健康发展。

（刘思思　宋迎利）

30

穿行在京郊农村的"健康直通车"

北京市房山区良乡医院

一、"健康直通车"的由来

随着经济的快速发展，大众生活质量逐渐提高，各种慢性病也接踵而来，尤其是高血压、糖尿病等病症呈高发上升趋势。这也反映出大众对均衡膳食的不注重、对健康生活方式缺乏认识、对预防疾病知识的匮乏。许多人盲目相信各种保健品和非专业人士对疾病预防方面的误导，导致部分居民以各种畸形的养生方式为准则。

在当今医患矛盾突出的形势下，健康直通车可以拉近医院与患者间的距离，增加患者对医院的信任，从而充分发挥健康教育的作用，体现健康教育的魅力。结合市政府《健康北京人——全民健康促进十年行动规划》和房山区继续推进的"健康知识进社区、健康知识进农家"活动，我院制定并实施《良乡医院健康直通车村村行》大型公益活动。目的是通过《良乡医院健康直通车村村行》大型公益活动，让"健康直通车"穿行在京郊农村，陪伴在广大居民身边，为农村居民提供看得见也摸得着健康教育服务，从而提高大众健康知识知晓率，综合提高大众健康素养，减少大众常见病、多发病的发病率、致残率。

二、活动实施情况

（一）政府搭台

为使良乡医院《良乡医院健康直通车村村行》——《健康直通车大型公益活动》做到接地气、见实效，房山区成立由主管区长任组长、区卫生

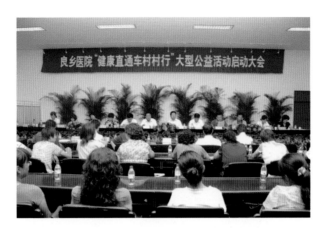

2010年6月18日"健康直通车村村行"启动

计生委主任任副组长、各相关乡镇主管镇长及良乡医院院长任组员的领导小组。并在韩村河会议中心召开启动大会，对各单位、各村居委会领导明确相关职责，做到人人有任务，任务到人人。

（二）资金保障

村村行大型公益活动得到良乡医院历届领导的认可和支持，活动资金已被列入单位常规预算。自2010年至今，医院已累计投入140余万元（每年投入资金20万元左右），用于讲师授课、印制宣传品、制作创意活动纪念品等，为活动有序开展提供充足保障。

（三）建立师资队伍

为保障大课堂的授课质量，良乡医院选派各专业副主任医师以上人员为师资，多次参加市区组织的师资培训活动，并将专家请进良乡医院教授讲课技巧，举办院内科普讲师比赛，良乡医院大课堂师资的整体水平逐年提高，获得市区各级优秀科普讲师多项荣誉，2016年还参与了北京市疾控中心、北京健康教育协会联合出品的《公民健康素养—基本知识与技能（2015版）》科普教程的编写，良乡医院的科普讲师团队在2017健康中国行——北京市健康科普大赛中进入北京市前十，荣获团队三等奖，同时还获得个人最佳科普文章奖。

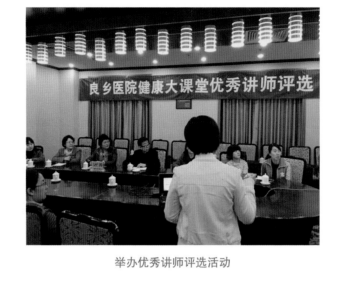

举办优秀讲师评选活动

（四）融入百姓生活

在当今医患矛盾突出的形势下，健康直通车拉近了医院与患者间的距离，增加了患者对医院的信任——这就是健康教育的魅力。在活动中，涌现了许许多多感动瞬间，让人记忆犹新的莫过于下面的经历：

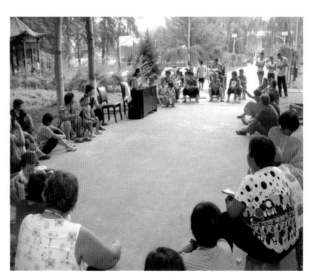

内分泌医生正在讲糖尿病预防

夏日的午后，京郊一个小村子的公园内，十几位大爷大妈像孩子一样围在医务人员身边，正兴高采烈地向大夫们汇报他们的血压、血糖情况。经过听讲座、咨询、看宣传折页，改掉了先前诸如"血压高了立刻服降压药，降下来就停药。血糖也是如此，高了立刻服降糖药，降下来立刻停"等许多错误习惯。在医生的指导下大家开始培养合理膳食、戒烟限酒、适当运动等健康的生活方式。这便是良乡医院"健康直通车村村行"活动的现场，气氛融洽、热烈，医务人员与居民鱼水般的情感显现。

在良乡西潞大街居委会举行"呵护乳房你做到了吗"妇女保健知识讲座时，当课程讲到一半时，一位大姐突然说："哎，老师，别翻片啊，我还没记完呢，您编的顺口溜真好，我回家还得照着做呢！"老师笑了，翻回了刚才那页，大家也跟着笑了起来，老师接着说："能像这位大姐一

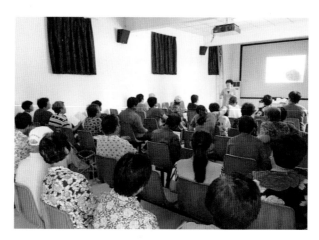

妇科医生在讲乳腺保健知识

样，今天回家就按照我说的去做的请举手。"瞬间，大家齐刷刷地举起了手。"真好，我都感动了，谢谢你们！"课后当我们收拾东西准备离开时，全场再次响起热烈的掌声。

史家营坐落在在房山区的大山深处，这里天空湛蓝、空气洁净。自关闭煤窑后，村里的年轻人大多外出定居或打工，村里余下的大多是老年人和小孩子。良乡医院专家到来时，已经有不少人在村外等候，大多是骨关节病人，聊天中得知，为了看病，他们中有的人要走很远的山路。看着这些腿脚本不利落的老人，我们心中暗下决心：一定要把健康知识、医疗专家带到他们身边，让大山深处的人们有正确的防病意识、健康的生活理念，提高他们的生活质量。

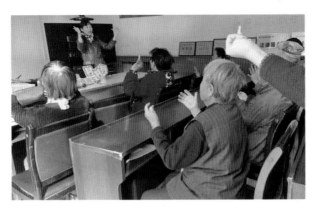

医院专家在为百姓做健康指导

三、活动体会

精彩是瞬间的，可感动确是永恒的，作为专职的健康教育工作者，我们会让这份平凡的感动继续渲染。健康是人们普遍关心的话题，人们对健康的重视标志着社会的进步，让群众了解健康知识、选择科学的保健方法和健康的生活方式，是医务工作者义不容辞的职责。良乡医院作为区域医疗中心，会始终把保障全区群众的健康视为己任，把对百姓的关爱、对社会的责任落实到传授健康知识的公益活动中。医院必将以"健康直通车村村行"公益活动为契机，不断拓展健康大课堂的内容和服务半径，通过院内专家把健康知识送到群众身边，为群众和医学专家搭建面对面的沟通平台，扩大城乡居民的健康知识普及率，缩小医生与群众间的距离，时刻践行白衣天使神圣的职责。

四、取得成效

"健康直通车"成功运行近8年，深入琉璃河、窦店、韩村河、河北、长阳、官道6个乡镇百余个村、社区居委会及厂矿、学校，累计组织活动500余场，直接受益人群5万余人；发放宣传资料50余种近55万余份。

村村行活动中，医院针对各乡镇村民及社区居民制定了健康知识知晓率调查、大课堂需求、大课堂效果等多套问卷，根据问卷调查结果适时调整活动计划，确保活动质量。

通过阶段评估发现：各村村民健康知识知晓率，尤其是高血压、糖尿病等慢病防治知识知晓率明显上升，居民健康素养整体显著提高。尤其是直接受教育人群，课前课后效果对比更是明显。由此可见，健康大课堂是提高公民健康素养的一项有效传播手段。

（唐月军）